DES

EAUX MINÉRALES

DE

Cambo.

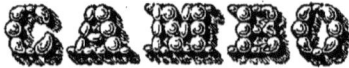

DES
EAUX MINÉRALES
DE
CAMBO
(BASSES-PYRÉNÉES),
ET
DE LEUR EMPLOI DANS LA THÉRAPEUTIQUE;
CONSIDÉRATIONS
SUR LES EAUX THERMALES EN GÉNÉRAL, APERÇU SUR LA
TOPOGRAPHIE PHYSIQUE ET MÉDICALE DU PAYS;

PAR

M. DÉLISSALDE,

DOCTEUR EN MÉDECINE DE LA FACULTÉ DE PARIS, MÉDECIN INSPECTEUR
DES EAUX MINÉRALES DE CAMBO.

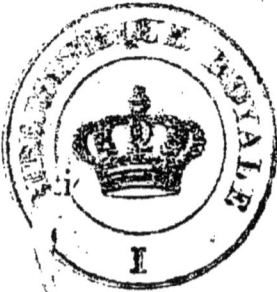

Les eaux minérales sont une
richesse dont on doit compte à
l'humanité.   ALIBERT.

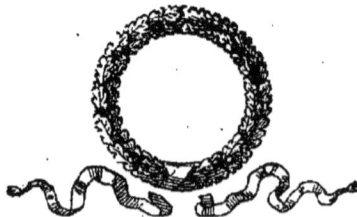

BAYONNE,
IMPRIMERIE ET LITHOGRAPHIE DE LAMAIGNÈRE,
RUE BOURG-NEUF, Nº 66.

JUIN 1843.

AVANT-PROPOS.

Nommé en 1833 médecin inspecteur des eaux
minérales de Cambo, je me suis, pendant une
période de dix années, par sentiment de probité
plus encore que pour ne pas déroger aux fonctions qui me sont confiées, astreint à de cons-
ciencieuses observations qui, en aidant mon expérience, m'ont permis d'asseoir mon jugement
sur les propriétés médicinales de ces eaux et sur
leur emploi dans le traitement de différentes maladies.

Pour me faire, comme disciple d'Esculape,
surmonter la répugnance que j'éprouve à publier
un mémoire sur des sources confiées à mon inspection ; pour me faire préconiser, en certains cas,

l'usage des eaux de Cambo, il ne me faut rien moins qu'une conviction profonde née de l'évidence des faits, convaincu que je suis que l'opinion et les éloges sur un tel sujet, donnés par un médecin dans ma position, sont en général tenus pour suspects et erronés.

Comme homme privé, allié à la famille de M. Fagalde, concessionnaire des eaux thermales de Cambo, j'ai à craindre que quelques esprits peu bienveillans n'assignent à mes séries d'observations cliniques et aux réflexions thérapeutiques dont je les fais suivre un but de spéculation plutôt qu'un but de science et d'humanité. A ces objections, j'ajoute la difficulté qu'éprouve à s'exprimer avec l'élégance et la manière fleurie nécessaires pour faire goûter le plus mince opuscule, l'homme qui, depuis douze ans, s'est, à la campagne, voué à la pratique de la médecine active ; aussi, pour justifier mon style et préparer mes lecteurs à l'indulgence, invoquerai-je l'assistance du philosophe de Genève.

« Qu'une expression, dit-il, soit ou ne soit pas
« ce qu'on appelle française ou de bel usage, ce
« n'est pas de cela qu'il s'agit; on ne parle et l'on
« n'écrit que pour se faire entendre; pourvu qu'on
« soit intelligible, on va à son but; quand on est
« clair, on y va encore mieux : parlez donc claire-
« ment pour quiconque entend le français. Voilà
« la règle, et soyez sûr que, fissiez-vous cinq cents
« barbarismes, vous n'en auriez pas moins bien

« écrit : je vais plus loin, et je soutiens qu'il faut
« quelquefois faire des fautes de grammaire pour
« être plus lumineux. C'est en cela et non en
« pédanterie de purisme, que consiste le véritable
« art d'écrire ou de parler. »

Si je suis clair et d'intelligence facile, j'inté-
resserai sans doute la classe d'hommes pour laquelle j'écris.

Tels sont les motifs qui, je l'avouerai, joints à
la crainte de voir troubler par les petites tracas-
series d'auteur une vie remplie par l'exercice de
mon art, mais calme et tranquille, m'ont jusqu'ici engagé à ne pas mettre au jour les observations que j'ai pu recueillir sur l'emploi et l'usage
des eaux de Cambo.

Mais, aujourd'hui, voulant autant qu'il est en
moi seconder les efforts du gouvernement et de
l'administration, qui, l'un et l'autre, s'occupent
activement à donner un développement plus large
aux thermes de Cambo; stimulé par mes amis,
par la commission des eaux minérales, par le
nombre des baigneurs qui augmente à chaque saison, et plus encore parce que je me crois arrivé,
par mes travaux antérieurs, à pouvoir spécifier
nettement certains cas où l'usage et l'application
des eaux minérales de Cambo deviennent nécessaires, je mets tout amour-propre, tout égoïsme
de côté, et j'aurai, selon l'expression de J.-J.
Rousseau, touché le but, si par mes conseils quelques misères sont soulagées et si mes travaux

concourent à classer les eaux minérales de Cambo,
comme thermes et site pittoresque, près de leurs
sœurs des Hautes-Pyrénées.

Après avoir rapidement exposé quelques no-
tions sur les eaux minérales en général, un aperçu
de la topographie, des ressources du pays et des
mœurs des habitans doit, je crois, pour arriver
avec plus de certitude au but que je me propose,
nécessairement précéder l'historique des eaux minérales de Cambo. Leur action sur l'économie
animale, leur application dans les différentes maladies, suivie d'observations cliniques et d'un
tableau comparatif des malades inscrits et des
résultats obtenus depuis dix ans, font les matières
des chapitres suivans. Les moyens mis en usage
dans l'établissement pour l'emploi de ces eaux,
leur transport au loin, sont ensuite minutieuse-
ment indiqués. Je termine par faire connaître les
précautions qu'exige l'usage des eaux pour en
obtenir des résultats avantageux.

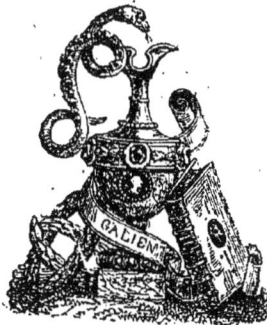

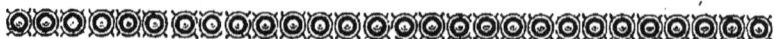

CONSIDÉRATIONS GÉNÉRALES

SUR

LES EAUX MINÉRALES.

On donne le nom d'eau minérale ou médicinale à des sources qui sortent du sein de la terre, chargées de matières qui, par leur abondance et leur nature particulière, leur communiquent certaines propriétés précieuses pour la matière médicale, et parfois les rendent impropres à l'usage économique. — On donne aussi le nom d'eau minérale à des sources qui ne se distinguent que par leur température élevée.

Souvent les eaux minérales sont en apparence semblables à l'eau ordinaire; souvent elles sont limpides : beaucoup aussi d'entr'elles se troublent soit quelque temps après leur sortie, soit au moment où elles sont en contact avec l'air.

La saveur, la couleur, l'odeur particulière à telle ou telle source sont évidemment dues au contact des gaz et des matières que ces eaux tiennent en décomposition et en suspension.

Les principaux caractères des eaux ont été jusqu'ici tirés des matières qu'elles tiennent en dissolution, et c'est là que l'on a toujours cherché la base de leur classification, aussi vague et indécise aujourd'hui que par le passé, parce que plusieurs matières sont réunies dans une même eau, et que souvent celle-ci a des caractères mixtes qui peuvent indifféremment la faire placer dans plusieurs classes. Soit donc qu'on ait recours pour une classification des eaux minérales aux divers principes qui les composent, ou bien que la nature du terrain d'où elles sortent soit prise pour point de départ, dans l'état actuel de la science une nomenclature parfaitement arrêtée n'est point encore possible. Je ne résiste cependant pas à exposer la savante classification des eaux, d'après la nature des terrains qui les fournissent, proposée par M. Brogniart.

1° Eau minérale de terrain primitif; 2° eau minérale de terrain de sédiment inférieur; 3° eau minérale de terrain de sédiment supérieur; 4° eau minérale de terrain de transition, et c'est à celle catégorie que se rattachent les eaux dont je vais faire l'histoire; 5° eau minérale de terrain de tra-chistes anciens, et de terrain volcanique mo-derne.

Les matières qui sont fournies par les eaux minérales sont : 1° les gaz qui se dégagent à leur source; 2° les gaz qui sont tenus en dissolution par l'eau ; 3° les acides libres; 4° les alcalis libres; 5° des sels; 6° des compositions hépatiques de soufre; 7° des matières de nature organique.

C'est d'après les considérations tirées de la na-ture des principes qui prédominent, ou plutôt sur la nature de celui de ces corps qui donne aux eaux ses propriétés principales que M. Guer-sent s'est basé, plutôt que sur la quantité de ce principe pour classer les eaux. Il admet six caté-gories : 1° eau saline; 2° eau acidulée gazeuse; 3° eau ferrugineuse; 4° eau sulfureuse; 5° eau iodurée ou bromurée; 6° eau acide.

Je me borne à indiquer les caractères généraux des eaux sulfureuses.

Les sources sulfureuses sont généralement mi-néralisées tantôt par le gaz acide hydrosulfuri-que, tantôt par un hydrosulfate alcalin. Elles se rencontrent particulièrement dans les terrains granitiques riches en principes élastiques; elles sont peu chargées de substances fixes. Leurs prin-cipes les plus saillans sont le sulfure de sodium, le carbonate et le sulfate de soude, le silice, du gaz acide carbonique, de l'azote et une matière glaireuse (*barégine*, *sulfuraire*) que l'on regarde très-propre à modifier l'action stimulante des eaux. Elles sont presque toutes thermales.

Les eaux sulfureuses sont dans la nomenclature que j'ai admise subdivisées en : 1° eau hydrosulfurée, c'est-à-dire, contenant de l'hydrogène sulfuré; 2° eau hydrosulfatée, c'est-à-dire, contenant des hydrosulfates; 3° eau hydrosulfurée acidulée : elle contient en même temps de l'hydrogène sulfuré et de l'acide carbonique (c'est dans cette subdivision que sont placées les eaux de Cambo); 4° eau hydrosulfatée acidulée : elle contient toujours en même temps un hydrosulfate de l'acide carbonique et de l'hydrogène sulfuré; 5° eau sulfurée, ferrugineuse. Elle contient du fer.

Une grande différence, sous le rapport de température, existe dans les sources minérales. Cette température est plus basse ou plus élevée que celle des sources ordinaires : il en est dont la chaleur est à peine supérieure à l'état thermométrique le plus habituel de l'atmosphère, d'autres qui paraissent tièdes, d'autres qui sont plus chaudes, tantôt qui approchent et même atteignent le point d'ébullition de l'eau.

La présence des volcans peut servir à expliquer la thermalité des eaux qui les avoisinent. D'après les récentes observations de M. Boussingault, il est incontestable qu'un grand nombre doivent leur température à des volcans éteints depuis longtemps; lorsqu'ils ont cessé de manifester des phénomènes d'éruption, ils ont conservé leur température, parce qu'ils sont formés de masses peu conductrices; les eaux qui ont pénétré ces terrains y ont acquis une chaleur plus ou moins forte, et viennent sortir chaudes au dehors. Leur chaleur paraît constante, parce que la chaleur qu'elles soutirent à de pareilles masses est inappréciable, et qu'elle se peut reproduire pendant des siècles sans paraître éprouver aucun changement.

La température d'une partie des sources minérales est aussi attribuée à la chaleur centrale de la terre : cette opinion a pris faveur chez les physiciens, qui ont observé une élévation de température à mesure que l'on s'est plus profondément avancé dans l'intérieur de la terre.

La chaleur de la terre une fois admise, l'explication de thermalité des eaux est sans difficulté. « Que l'eau, dit M. de Laplace, pénètre dans une « cavité de 3,000 mètres de profondeur dans la « terre, elle y prend une température de 100° au « moins. Elle remontera à la surface et sera rem- « placée à mesure par l'eau supérieure, si l'on « admet surtout que le retour ait lieu par des « conduits différens. Cette ascension s'explique « aisément par le poids énorme de la colonne « d'eau froide qui remplit les canaux suivis par « l'eau, pour arriver à la profondeur indiquée. »

En jetant un coup - d'œil sur les substances
terreuses, alcalines, métalliques, salines, gazeu-
ses, bitumineuses, organiques, que l'analyse chimique a successivement démontré entrer dans la
composition de diverses eaux minérales, on peut
se faire une idée de leurs propriétés différentes.
Il est cependant à considérer que la connaissance
de la proportion des substances en combinaison
n'apprend que peu de choses sur les propriétés
médicamenteuses des eaux minérales, car, souvent, avec une composition en apparence iden-
tique, elles agissent d'une manière différente.
Puis les circonstances modificatives, telles que la
température, les influences météorologiques, la
position topographique et ce concours de conditions physiques que nous ne connaissons qu'im-
parfaitement et dont chacune joue son rôle, sont
autant d'agens dont le chimiste ne peut tenir
aucun compte. Aussi les effets thérapeutiques et
l'observation clinique, plus encore que l'analyse
chimique des eaux minérales, ont-ils, au médecin qui spécialement s'occupe de cette partie de
l'art de guérir, indiqué la puissance plus ou moins
grande qu'on doit accorder aux sources thermales
de la même classe, et le cas où tel ou tel therme ·
doit être préféré à tel autre.

Quels que soient les différens principes physiques ou chimiques des eaux minérales, à quelque classe que ces eaux appartiennent, elles se
rapprochent cependant sous le rapport de leurs

propriétés générales, immédiates et secondaires.

Les propriétés immédiates des eaux minérales donnent à l'organisme une excitation générale plus ou moins profonde, ou bien lui communiquent une tonicité plus ou moins prononcée : le plus souvent, ces deux effets combinés déterminent une médication mixte qui, dans une foule de circonstances, varie dans ses résultats. Elle tend à réveiller l'action des solides, à accélérer la circulation des fluides, à imprimer une sorte de réaction d'autant plus avantageuse qu'elle se manifeste d'une manière plus lente et plus insensible.

Les propriétés secondaires des eaux minérales sont tantôt purgatives ou laxatives, tantôt diurétiques ou diaphorétiques, suivant les principes qui les composent, l'état particulier de celui qui en fait usage, la quantité qu'il prend, la manière dont elles sont administrées, et les différentes circonstances qui ont précédé ou qui accompagnent leur usage.

Abstraction faite de leur action secondaire, les eaux minérales déterminent donc trois sortes de médications : médication tonique, médication excitante, médication mixte ; moyens thérapeutiques que le malade ne sait trop préconiser, quand, sur des données positives et péniblement acquises, le médecin a pu le guider dans le choix d'une source.

CHAPITRE PREMIER.

De la topographie, de la constitution physique et météorologique du pays de Labour en général et de Cambo en particulier. — Des mœurs et usages des habitans de cette contrée.

Il est difficile de rencontrer un aspect plus pittoresque que celui que présente la partie du pays Basque que je cherche à décrire. A partir de l'Océan, des montagnes sans direction bien arrêtée s'élèvent en amphithéâtre et vont, en gagnant le sud, se perdre dans les Hautes-Pyrénées. Ces montagnes sont séparées les unes des autres par d'agréables vallées : celle de Cambo est, sans contredit, l'une des plus délicieuses. Située à trois lieues de Bayonne, au sud de cette ville, appuyée à l'un des contreforts de la montagne d'Oursouya, elle est traversée de l'est à l'ouest par les eaux de la Nive. Le village, suspendu pour ainsi dire à la rive gauche de la rivière, taillée à pic, est divisé par ce cours d'eau en haut et bas Cambo. Le Haut-Cambo est la résidence ordinaire des malades, et l'on peut considérer le Bas-Cambo comme but de promenade. Le Haut-Cambo, à 50 mètres environ au - dessus du niveau de la mer, représente un immense amphithéâtre d'où la vue plonge et sur les eaux limpides de la Nive qui coule à ses pieds, à travers de verdoyantes prairies, et sur une plaine riante et fertile au milieu de laquelle se trouve le Bas-Cambo, distant d'un quart d'heure de marche de la route de Bayonne à Saint-Jean-Pied-de-Port, qui, en suivant le mouvement du coteau opposé, limite sur ce point la vallée de la Nive.

Les chutes d'eau, les accidens de terrain, l'établissement de bains, les fermes qui l'environnent, donnent au territoire de Cambo l'aspect d'un vaste et brillant jardin anglais. La nature s'y montre prodigue de sites enchanteurs, tout y est promenade, lieu de repos, bois touffus; l'observateur y contemple à la fois des groupes de villages, des bosquets, des prairies, des champs fertiles et bien cultivés. De hautes montagnes l'entourent sans l'écraser; elles ajoutent par leur grandiose à la magnificence du tableau. Des monticules sont disséminés sur ce vaste plateau qu'embellit encore une échappée de la Nive, sur laquelle on voit souvent de légères embarcations qui font communiquer Cambo avec Bayonne.

Si l'habitant de Cambo, malade ou convalescent, désire essayer ses forces, le petit monticule de la Bergerie sera sans doute sa première promenade. Rendu au terme de son voyage en moins d'une demi-heure, il y respirera l'air le plus pur et jouira d'une vue délicieuse. Mis en haleine par cette première excursion, veut-il, son courage exalté, en tenter une seconde? qu'il explore la montagne des eaux : bosquets, champs, prairies, de nombreuses habitations d'une éclatante blancheur, où se trouvent l'activité et la vie, se grouperont sous ses yeux. Sur le premier plan, il découvrira Larressore et son petit séminaire, établissement d'une utilité réelle pour le pays Basque. Plus loin, en suivant le cours sinueux de la Nive, sa vue sera bornée par l'immense et beau village d'Ustaritz, lieu de naissance du sénateur et philosophe Garat, dont la bienfaisante veuve rend bien chère à toutes les infortunes la villa qu'elle habite avec son fils près des cendres de son époux.

Si, plus entreprenant et plus hardi, l'explorateur veut pénétrer plus avant dans le pays et change de direction vers le sud, il arrive par un chemin ombragé d'arbres nombreux et variés au pittoresque village d'Itxatsou, jeté au milieu de bois en désordre et de terrains en plein rapport, qui, s'élevant progressivement, concourent à former la base de la montagne de Mondarraïn. Quand, après une ascension de deux heures, il aura sur sa monture, par une rampe parsemée d'arbres et de diverses sources de fort bonne eau, atteint le sommet de ce mont à masse granitique, les villages de Cambo, de Larressore, d'Ustaritz seront à ses pieds. Son œil mesurera la distance comprise entre le phare de Biarritz et l'embouchure de la Bidassoa; armé d'une lunette, il pourra parfaitement explorer les sables du Boucau et Bayonne; à l'ouest, il verra Espelette, Souraïde, Saint-Pée, et la ville de Saint-Jean-de-Luz qui, toujours et sans cesse, est envahie par la mer malgré les efforts de l'art.

Absorbé dans sa contemplation, l'âme remplie de cet imposant et sublime spectacle, le malade, après avoir oublié sa fatigue, et je dirai presque ses infirmités, abandonne-t-il ce beau panorama pour descendre vers l'est? il trouve la Nive en amont de Cambo, à la hauteur du lieu désigné dans le pays sous le nom de *Pas-de-Roland*. C'est une gorge profonde où la rivière, étranglée par d'immenses rochers suspendus dans les airs, se précipite, s'irrite et bouillonne contre de nombreux fragmens de quartz amoncelés en désordre; une roche creusée en arc et traversée par un sentier de chèvre, qui longe la rivière, constitue le Pas-de-Roland. Le neveu de Charlemagne et son armée auraient, dit la chronique, frayé cette route.

Entre ce point et le village d'Espelette, on remarque un terrain fortement accidenté : des boyaux et ravins étroits communiquent entr'eux au moyen des coupures; ces travaux de terrassement sont désignés sous le nom de *Camp de César*.

L'observateur veut-il pousser plus loin ses investigations sur les curiosités que possèdent Cambo et ses environs, dans un double but hygiénique et scientifique? je lui conseillerai une excursion sur

la belle montagne d'Oursouya, si riche en points
de vue et en minerais; un petit voyage à Haspar-
ren, situé au fond d'une belle vallée bien culti-
vée. Ce bourg, d'origine antique, était sous la
conquête des Romains le chef-lieu de la Novem-
populanie. Il est remarquable aujourd'hui par le
marché fort important qui s'y tient tous les quinze
jours et qui y attire un grand concours de monde.
Sa population est assez industrieuse, elle s'élève
à 6,000 habitans environ.

Je signalerai encore comme digne d'être vus les
grottes d'Isturitz et de Sare, les gîtes de kaolin
situés en diverses localités et qui, grâce au développement de l'industrie et au mouvement des
capitaux, commencent aujourd'hui à être exploi-
tés tant à Espelette qu'à Louhossoa.

L'air, ce fluide élastique au sein duquel nous
vivons et que pendant tant de siècles on a considéré comme un élément, c'est-à-dire comme un
corps simple, forme la plus grande partie de l'atmosphère terrestre où il se trouve mêlé à diverses
vapeurs. Les effets immédiats des propriétés chimiques et physiques de l'air, dans lequel les êtres
organisés puisent un des élémens de leur existence, présentent des conditions diverses, les
unes indispensables, les autres plus ou moins favorables à l'exercice des fonctions, et ayant la plupart des influences particulières sur l'économie
animale.

La température de l'atmosphère, dont la principale cause est le soleil, très-différente selon la latitude des lieux, les hauteurs, les saisons, la direction des vents, les heures même du jour, jointe aux principes constituans de l'air, est l'une des conditions de ce fluide qui, sur l'organisme, a l'action la plus puissante. J'insiste donc à dessein sur la constitution atmosphérique de Cambo et de ses environs.

La latitude et la position géographique du Labour lui donnent un climat doux et tempéré, mais extrêmement variable et souvent humide pendant les premiers mois de l'année. A la belle saison, comme dans les pays de montagnes, l'air y est pur et vif. Le vent d'ouest y domine pendant l'hiver : la pluie en est le résultat presque certain. Les gelées y sont rares et de courte durée, le thermomètre ne descend pas alors à plus de 4° au-dessous de zéro. Le froid ne se fait guère sentir que vers la fin de décembre, et se prolonge rarement au-delà des premiers jours de mars. Le printemps y est délicieux.

Les phénomènes météorologiques que je viens d'énumérer et qui constituent l'état de l'atmosphère de cette contrée en général, se trouvent puissamment modifiés dans la localité de Cambo par des circonstances physiques particulières.

Cambo est à 5o mètres à peu près au-dessus du niveau de mer, placé à l'extrémité d'une vaste plaine, vis à vis les nombreuses gorges du mont Oursouya, qui donnent un libre cours à la circulation de l'air, chassent dans les temps d'humidité les brouillards qui s'élèvent de la Nive ; et les vents, joints au produit d'une luxurieuse végétation, tempèrent en été les chaleurs souvent assez vives. Avec l'automne semble renaître le printemps : le ciel y est serein, la température douce ; c'est pour Cambo la saison des plaisirs.

L'homme, dans sa constitution physique et morale, reçoit les empreintes du climat sous lequel il vit : aussi l'habitant de ces contrées est-il d'une constitution vigoureuse, de moyenne grandeur, alerte et souple de corps. Il a l'œil vif et ardent, la répartie originale et piquante, le commerce facile. Aussi prompt à se mettre en colère qu'à se calmer, il cède à la douceur et devient indomptable à la moindre violence ; ami fidèle, de mœurs pures et chastes, ayant la mémoire du cœur, traitant les hommes en frères, hospitalier, fier, jaloux de sa liberté, il est d'humeur vagabonde, d'imagination facile à exalter, possédé du désir d'acquérir, et c'est cette passion que, malheureusement pour le pays et les populations Basques, les entrepreneurs de Montévidéo viennent d'exploiter avec tant de succès. Le Basque est sobre ; la farine de maïs, sous forme de pain ou cuite avec du lait, est la base de son alimentation : des légumes et du laitage le matin et le soir, un peu de lard ou des œufs au milieu du jour avec quelques verres de piquette, telle est à peu de chose près la manière de vivre du Labourdin. Conservant le langage, le costume, les us et coutumes de ses pères, le Basque n'a point encore altéré son type originel; il fait, pour ainsi dire, nation à part. Il est religieux, aime la chasse, a pour le jeu de paume un goût tout particulier, et se livre à cet exercice avec une grâce et une adresse véritablement remarquables. Pour donner un tableau complet de cette contrée, j'ajouterai que l'agriculture et l'industrie sont en voie de développement depuis que de nombreuses communications y ont été ouvertes.

Jusqu'à présent, nous n'avons considéré Cambo que sous le rapport hygiénique et thérapeutique; il ne nous paraît pas moins important d'exposer aux personnes qui seraient soucieuses de fréquenter notre établissement et d'augmenter le nombre toujours croissant de nos baigneurs, les ressources qu'offre Cambo tant sous le rapport du logement que pour les autres nécessités de la vie. Outre les deux maisons consacrées pour le logement des baigneurs qui désirent se placer dans le voisinage de l'établissement, maisons situées dans une position heureuse et parfaitement divisées en petits appartemens, mais insuffisans pour le nombre des malades, on trouve à Cambo plusieurs appartemens non moins heureusement situés, offrant toute l'élégance et le confortable nécessaires aujourd'hui aux personnes qui fréquentent les établissemens thermaux. On y trouve aussi une pharmacie bien montée. Plusieurs hôtels bien tenus

permettent aux étrangers de vivre convenablement et à des prix modérés. Le pays fournit en
outre en fruits, gibier, légumes et viandes les ressources nécessaires pour vivre dans son intérieur.

Cambo est pourvu d'un bureau de poste. Les
communications avec Bayonne se font régulière-
ment deux fois le jour, par des voitures commo-
des, sur une route parfaitement entretenue et qui
porte la vie à cette riante contrée. Des travaux sont
en pleine activité pour ouvrir de nouvelles voies
de communication tant du côté de l'Espagne que
du côté du Béarn, de la Basse - Navarre et de la
Soule. Pour offrir un point de réunion et un centre de distractions aux malades qui ne veulent ou
ne peuvent point explorer nos pittoresques cam-
pagnes, plusieurs actionnaires, parmi lesquels on
compte bon nombre de personnes les plus notables de la ville de Bayonne, prennent leurs dis-
sitions pour édifier un Wauxall dans lequel on
trouvera journaux, livres, billard, salle de danse,
restaurant et tous les accessoires d'un cercle bien
entendu.

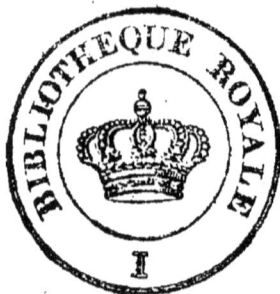

CHAPITRE II.

DES EAUX MINÉRALES DE CAMBO

ET DE LEUR GISEMENT.

Un chemin uni, bordé de jeunes arbres et dominant sur la Nive, conduit par une pente peu
rapide au pied de la source sulfureuse située dans
un petit vallon, sur la rive gauche de la rivière, à
1,000 mètres environ sud-est du village. Une promenade de haut bois, et toujours couverte dans la
saison de gazon et de mousse, unit la source sulfureuse à la source ferrugineuse, distantes l'une de
l'autre de 300 mètres environ. Leur situation au
pied d'une colline les garantissant du vent du
midi, ne donne accès qu'à l'air frais et bienfaisant
qui souffle du côté de la Nive. Une allée fort
agréable en occupe le centre que bordent des
siéges multipliés.

Les sources d'eaux minérales de Cambo sour-
dent presqu'à la limite du terrain calcaire de sédiment et presqu'à son point de contact avec le

terrain granitoïde d'un côté, et avec le terrain de
chiste de transition de l'autre. Cette limite, de
formation secondaire et de transition sur la rive
gauche de la Nive, se dirige vers l'ouest; sur la
droite, les marnes argileuses du calcaire avec
amas de calcaire compacte, noir, bitumineux, exploité pour pierre à chaux, se dirigent à l'est en
s'appuyant sur le grand massif granitoïde d'Oursouya. A l'ouest des sources, et à peu de distance, se trouve un grand amas de gypse exploité,
contigu au chiste de transition et associé à un
culot de la roche d'origine ignée, si connue sous
le nom d'ophite de Palassou.

L'époque de la découverte des eaux de Cambo
est assez obscure. Davity, dans son ouvrage immense de la description du monde, nous apprend
qu'en 1635 ces eaux étaient en grande réputation
et très-fréquentées par les Français et les Espagnols. Il existait alors un petit bâtiment sur la
source sulfureuse; il fut démoli en 1698 dans
l'intention d'en construire un autre propre à un
établissement de bains; mais ce projet ne fut
point exécuté. En 1819, une ordonnance royale
détermina un établissement thermal à Cambo :
en 1821, les travaux étaient achevés.

Nous venons de dire que les eaux minérales
de Cambo étaient en grande réputation chez les
Espagnols. Parmi les hauts personnages de cette
nation qui ont visité ces lieux, nous nous plai-
sons à citer Marie-Anne de Bavière-Neubourg,

veuve de Charles II, roi d'Espagne. Voici ce qu'on
lit à ce sujet sur le registre de l'état civil de Cambo :

« *Notez, notez, notez :*

« Que le septième octobre mil sept cent vingt-huit,
« Madame Marie-Anne, première reyne douairière d'Es-
« pagne, est arrivée à Cambo, et sa majesté a été pour
« se loger dans la maison neüve, noble, infançonne de
« Courouchague où son palais a été, et elle a commencé
« à boire des eaux minérales de la présente paroisse, le
« dimanche dix-septième du même mois, et a continué de
» les prendre pendant quinze jours, et sa majesté qui est
« d'une piété toute singulière a reçu en notre église une fois
« et deux fois par chaque semeine la bénédiction du St-
« Sacrement pendant quarante jours qu'elle y a resté.

« Cette illustre reyne qui était venue ici à Cambo le
« septième d'octobre, en partit le dix-septième novembre
« mil sept cent vingt-huit pour se rendre dans son palais
« de Bayonne.

« Signé 29 novembre 1728.

« Durbere, *Curé.* »

On y lit encore pour l'année suivante :

« *Notez, notez, notez :*

« Madame Marie-Anne, Reyne douairière d'Espagne,
« arriva à Cambo le trentième septembre 1729 et sa ma-
« jesté vient en droiteure en notre église pour y recevoir
« la bénédiction du St-Sacrement ; mais avant d'y entrer,
« j'eus l'honneur de faire un compliment à sa majesté et

« elle me fit celuy de m'écouter favorablement : et en-
« suite, elle se retira à midy dans son palais de Courou-
« chague, où elle a fait faire des réparations considérables,
« et même pour accommoder les chemins et elle a beu par
« après de nos eaux minérales pendant seize jours, et
« elle s'en est bien trouvée. Cette illustre reyne est d'une
« générosité toute singulière, et je crois qu'elle a plus de
« plaisir de donner que les autres à recevoir ses dons.

« Cecy pour nos successeurs. Fait à Cambo, le 1ᵉʳ fé-
« vrier 1730.

« DURBERE, *Curé*. »

Le bâtiment qu'on a construit sur la source
sulfureuse est un pavillon demi-rotonde, soutenu par deux corps de logis quadrangulaires; il
est entouré d'arcades elliptiques, et offre aux malades l'agrément d'une petite promenade circu-
laire.

L'eau sort d'une roche calcaire; elle est reçue
dans un bassin en maçonnerie contenant 43^m 69
cubes d'eau, et qui se remplit en cinquante-sept
minutes. La partie d'eau destinée aux bains est
attirée par une pompe dans une chaudière de cuivre étamé, où elle est chauffée au point convenable et d'où elle est dirigée dans les baignoires qui,
au nombre de douze, se trouvent tout autour
de l'établissement. Il est à remarquer que le bassin et la chaudière étant toujours couverts avec le
plus grand soin, l'eau ne peut en aucune façon
être modifiée par l'air atmosphérique.

La buvette ayant deux robinets en cuivre, est placée à mi-hauteur d'homme, au point central de la façade qui regarde la Nive.

Les eaux sulfureuses de Cambo sont toujours claires et limpides; elles répandent une odeur d'hydrogène sulfuré très - prononcée; elles sont douces et légèrement onctueuses au toucher; leur goût est semblable à celui des œufs gâtés. Cette première impression est bientôt remplacée par une saveur fade qui est suivie de quelque chose de doux. Leur température est constamment de 22 à 23 degrés centigrades. Leur poids spécifique est à celui de l'eau distillée comme 1000 est à 1003. Ces deux liquides étant pris à la température de 12° 5 centig., nous ajoutons que, dans les pluies les plus abondantes comme dans la plus forte sécheresse, leur quantité ne varie jamais.

L'analyse chimique en a été faite avec le plus grand soin par M. Salaignac, pharmacien distingué à Bayonne; en voici les résultats.

Un litre d'eau contient :

Substances volatiles.

Azote avec trace d'oxigène en poids.	0,0340 gram.
Acide hydrosulfurique	0,0084
Acide carbonique libre. . . . . . . ＼ .	0,0049

Substances fixes.

Sulfate de magnésie.	0,4960
Hydrochlorate id.	0,1250
Carbonate soluble de magnésie. . . .	0,1256

Carbonate de chaux soluble 0,3159
Sulfate de chaux 0,9300
Alumine. 0,0160
Oxide de fer 0,0006
Matière végétale grasse, soluble dans
   l'éther sulfurique. 0,0260
Idem insoluble 0,0060
Silice 0,0120

C'est un fait généralement reconnu que toutes les eaux sulfureuses perdent de leurs propriétés lorsqu'elles ont été trop longtemps exposées à l'air libre ; il est d'observation encore que l'eau miné- rale, transportée loin de sa source dans des vais- seaux fermés même avec le plus grand soin, éprouve une altération quelconque dans sa com- position chimique; à peine croyons-nous néces- saire de dire que les eaux sulfureuses de Cambo sont sujettes à ces mêmes inconvéniens.

Un fait bien plus important à noter, c'est l'ac- tion de la chaleur sur ces eaux. On sait déjà que leur température n'est pas assez élevée pour qu'on puisse les administrer en bains sans les chauffer ; il est donc indispensable de connaître jusqu'à quel point on peut élever leur température sans les décomposer; c'est ce qui a été l'objet de plu- sieurs expériences, et voici quels en ont été les résultats.

1° On peut élever la température des eaux sul- fureuses de Cambo jusqu'à 35° cent. sans leur faire perdre leurs propriétés sulfureuses; 2° à 56° seulement, ces eaux commencent à dégager des bulles de gaz acide hydrosulfurique ; 3° à 90° enfin, elles paraissent n'en plus contenir.

Ces recherches prouvent donc incontestablement que les eaux sulfureuses de Cambo, élevées artificiellement à la température des bains ordinaires, conservent toutes leurs propriétés sulfureuses.

EAU FERRUGINEUSE.

Nous avons dit déjà que l'eau ferrugineuse est éloignée de la sulfureuse de 300^m de distance environ. Cette source est couverte d'un pavillon soutenu par quatre colonnes ; l'eau sort d'un massif de maçonnerie par un jet abondant et fort peu variable ; elle est parfaitement claire et transparente, douée d'une saveur sensiblement astringente ; exposée à l'air libre, elle perd sa transparence, dépose des flocons jaunes et se couvre d'une pellicule irisée. Sa pesanteur spécifique est à peine sensible à l'aréomètre de Baumé. Sa température est de 15 à 16°.

Un litre contient :

Substances volatiles.

Azote mêlé d'oxigène . . . . 0,0270 gram.
Acide carbonique 0,3200

Substances fixes. (1)

Carbonate de fer 0,0500
Sulfate de chaux 0,0200
Hydrochlorate de chaux 0,0266
Carbonate de chaux soluble 0,0133
Matières végétales . . . . trace.
Silice . . . . *Idem.*

ACTION GÉNÉRALE DES EAUX SULFUREUSES DE CAMBO

SUR L'ÉCONOMIE ANIMALE.

Lorsqu'on a fait usage des eaux sulfureuses de Cambo pendant un temps plus ou moins long, suivant l'idiosyncratie et la susceptibilité de l'individu, l'estomac devient plus vivant, plus impressionnable, sa sensibilité et sa caloricité sont augmentées : cette excitation détermine bientôt la faim. Son action s'étend encore sur tout le système artériel; le sang circule avec plus de rapidité, la peau présente une teinte plus ou moins rosée et sa température est sensiblement augmentée. Chez les uns, une douce chaleur en est le résultat; quelquefois elle est portée jusqu'à une sueur plus ou moins abondante. Ce phénomène est remplacé chez d'autres (et ceci arrive le plus

(1) Le docteur Foutan pense que le fer, dans ces eaux, est tenu en dissolution par l'acide crénique.

souvent) par une sécrétion d'urine; chez d'autres encore, elles agissent comme laxatives.

Par l'effet de ce surcroît de vie, les organes malades sont dégorgés; leur tissu devient plus dense et plus ferme; les fluides en stagnation rentrent dans le torrent de la circulation et sont chassés au dehors par sécrétion ou par exhalation. L'effet immédiat et direct de ces eaux consiste donc en une excitation générale des appareils organiques. Il ne serait pas rationnel d'admettre que tous les organes participent également à cette action; car, d'après ce que nous venons d'exposer, il est évident que cette action est dirigée d'une manière spéciale vers tel ou tel organe, suivant la nature du mal, la constitution, l'âge, le sexe, l'habitude du malade.

Il est important de remarquer que cette excitation peut avoir deux effets opposés par rapport à la nutrition. Si dans la convalescence de longues maladies, dans des affections chroniques avec langueur, avec inertie, on fait usage des eaux sulfureuses, bientôt l'action assimilatrice devient plus active, une heureuse restauration s'opère dans tous les organes affaiblis et languissans. Mais si au lieu de cette apathie, de cette faiblesse ou de ce relâchement dans les tissus, les organes sont déjà doués d'une énergie, d'une vitalité considérables, loin de favoriser la nutrition, cette excitation en accélérant le cours du sang et les mouvemens des organes, occasionne une plus grande déperdition des principes; poussées avec trop de vitesse, les molécules nourricières ne peuvent s'identifier avec les parties vivantes : elles s'échappent de nos tissus. Nous croyons ces deux faits d'un haut intérêt; ils doivent être le guide du praticien dans l'administration de ces eaux.

ACTION GÉNÉRALE DES EAUX FERRUGINEUSES.

L'usage des eaux ferrugineuses donne de l'énergie et de la force aux organes digestifs; cet effet est d'autant plus remarquable que ces organes sont plus affaiblis; l'appétit devient plus prononcé, les digestions plus faciles et plus promptes. Sous leur influence, le canal intestinal se resserre et la constipation survient. Si, comme il arrive quelquefois, la constipation existait déjà par l'effet même de l'atonie du tube digestif, dans ce cas, ces eaux en favorisant l'action péristaltique des intestins, donnent lieu à quelques évacuations alvines plus ou moins abondantes. Leur action se propage par degrés des organes digestifs aux organes circulatoires; les contractions du cœur deviennent plus fortes et plus énergiques, le système capillaire se fortifie : c'est ainsi que chez les individus dont le pouls est faible et lent, le teint pâle, on remarque que peu à peu le pouls se développe, devient plus fort, et que le teint

se colore. Cet effet, qui est constant chez les personnes qui font usage des eaux ferrugineuses de
Cambo, nous autorise à penser que leur action
se fait surtout remarquer sur le système vascu-
·laire. Il ne serait peut-être pas déraisonnable de
dire que ces eaux agissent en modifiant la composition du sang lui-même, car l'on sait que Tied-
man et Gmelin ont retrouvé le carbonate de fer
dans le sang des veines spléniques et hépatiques
sur les animaux auxquels ils ont administré cette
substance. Ces observateurs disent même avoir
trouvé du fer dans les urines des animaux qu'ils
avaient soumis à leurs expériences; d'un autre
côté, des chimistes prétendent que le sang contient du fer dans son état naturel; pourquoi donc
les préparations ferrugineuses ne se combine-
raient - elles pas avec ce liquide plus facilement
qu'avec les autres humeurs?

Ces eaux communiquent encore leur action for-
tifiante aux organes lymphatiques. L'absorption
devient plus rapide, et cette nouvelle force détermine la résolution des fluides épanchés. Un
phénomène non moins remarquable et non moins
constant, c'est l'augmentation de la sécrétion de
l'urine. Par leur usage plus ou moins longtemps
prolongé, la nutrition reçoit des modifications
heureuses, les organes puisent des principes nu-
tritifs mieux conditionnés, leur énergie et leur
vitalité renaissent; dès lors, l'appétit chasse le dé-

goût, la fermeté succède à la laxité, la force remplace partout la langueur.

D'après l'exposé que nous venons de faire de la nature et des propriétés des eaux minérales de Cambo, nous sommes portés à penser que leur usage ne saurait convenir dans des affections qui se déclarent avec une exaltation considérable de la sensibilité, comme les phlegmasies aiguës, les hémorragies actives; qu'elles pourront être funestes aux individus pléthoriques ou d'une constitution nerveuse trop irritable, à ceux qui se trouvent affectés de maladies spasmodiques très-douloureuses, s'ils ne prennent les précautions que réclame leur état particulier. Mais leur influence salutaire s'exerce surtout sur les maladies chroniques. L'observation apprend que souvent la solution de ces affections ne s'opère qu'à l'aide des mouvemens fébriles assez prononcés qui surgissent spontanément. L'usage des eaux minérales produit souvent cet effet critique, et c'est à cette excitation lente, modérée, que Bordeu attribue en grande partie l'action puissante des eaux minérales. L'analyse médicale ou d'observation est, je le répète, le moyen le plus sûr pour apprécier la véritable action des eaux sur nos organes; c'est elle qui doit être le guide du médecin dans les circonstances particulières où elles peuvent être utiles; c'est elle qui apprend la réserve qu'on doit apporter dans leur usage.

Nous ne nous arrêterons point ici à réfuter

ceux des médecins qui s'obstinent à regarder les
eaux minérales comme inutiles, en rapportant à
l'influence du voyage, du changement d'air et
d'autres circonstances analogues les bons effets
qu'on leur attribue. Les faits qu'on observe chaque jour font justice de leurs opinions. Les eaux
minérales contiennent plusieurs sels dont on fait
souvent usage en médecine. Pourquoi, puisés dans
le laboratoire de la nature, n'auraient - ils pas la
même vertu que pris chez le pharmacien ?... D'un
autre côté, nous sommes loin d'abonder dans le
sens de ceux qui, tombant dans l'excès contraire,
voient dans les eaux une panacée universelle, des
sortes de spécifiques préparés par la main de la
nature pour servir à la guérison de presque toutes les maladies. Les opinions exclusives ne sauraient jamais sans danger trouver place dans la
pratique de la médecine. Il en est de ce remède
comme de tous les autres : il est très - utile lorsqu'il est employé avec prudence et discernement;
il est au contraire nuisible lorsqu'il est administré dans des cas où il est contre-indiqué.

Tout en reconnaissant aux eaux minérales une
efficacité qui leur est propre, nous sommes loin
de méconnaître quelle grande part les voyages,
les distractions, les charmes d'un beau site (et à
cet égard nous sommes richement dotés) peuvent avoir dans la guérison de certaines affections chroniques. Je ne puis mieux rendre ma
pensée qu'en rapportant les paroles de M. Ber-

trand, qui s'exprime ainsi dans l'introduction de son ouvrage sur les eaux minérales du Mont-d'Or :

« Ils se trouvent (les malades) tout à coup lan-
« cés dans un monde nouveau, au milieu d'une
« foule mouvante, inoccupée, exempte de soins,
« affranchie d'affaires, libre de devoirs, où cha-
« cun ne songe qu'à son rétablissement et tra-
« vaille, sans s'en douter, au rétablissement des
« autres. On se voit, on s'encourage mutuelle-
« ment en s'entretenant de ses maux : il est si
« doux d'en parler à qui nous écoute ! Et quel
« autre nous écouterait avec l'intérêt de celui qui
« souffre lui - même ? Que les heures qui s'écou-
« lent dans de pareils entretiens se passent dou-
« cement ! Que de douleurs ils calment ? Que de
« tristes pensées ils détournent ? Que de momens
« d'inquiétude et de découragement ils prévien-
« nent ? »

CHAPITRE III.

———

Des maladies le plus avantageusement combattues
par les eaux thermales de Cambo.

MALADIES DES ORGANES DE LA RESPIRATION.

Les eaux hydrosulfureuses de Cambo sont employées avec avantage tantôt pures, tantôt mêlées
à d'autres substances médicamenteuses, lait, petit lait, sirop, etc., pour combattre certaines
affections chroniques de poitrine et des voies res-
piratoires. Le public, qui juge sans prévention et
sans système et qui ne sait pas résister aux faits acquis, nous donne la preuve de cette assertion. On
voit, chaque année, un nombre considérable d'individus faire usage de nos eaux pour des catharres pulmonaires, des bronchites passés à l'état
chronique, pour l'asthme nerveux, etc. Cette pratique, qui est pour ainsi dire traditionnelle dans le
pays, est pleinement justifiée par nos nombreuses observations cliniques, qui nous ont démontré jusqu'à l'évidence l'efficacité de ces thermes,
sinon pour guérir toujours, du moins pour amé-

liorer d'une manière sensible ces différentes affections qui, négligées ou mal soignées, entraînent
presque toujours les suites les plus funestes.

La phthisie pulmonaire, cette cruelle maladie,
ce fléau du genre humain, qui à elle seule décime
le quart de la population dans certaines contrées,
est souvent arrêtée dans sa marche par l'usage de
nos eaux, et quelquefois même entièrement guérie lorsqu'elle est à son début ; et nous ajoutons,
dût notre observation heurter beaucoup d'opinions, que le doux climat de Cambo offre aux
personnes atteintes de cette affection des chances
beaucoup plus favorables pour leur guérison
que celui de quelques autres établissemens si re-
nommés contre ce genre de maladies, où l'on est
continuellement menacé par les variations de
température provenant des neiges éternelles,
tandis que Cambo, éloigné de ces hautes montagnes, offre au milieu d'une agréable et abondante
végétation, une température égale et peu variable qui convient tant à ces malades.

C**, âgé de trente-six ans, d'un tempérament
sanguin et d'une forte constitution, était atteint
d'une toux sèche depuis environ six mois ; cette
incommodité, assez légère dans le principe, devint sérieuse plus tard. La toux, toujours sèche,
revenait par accès fréquens ; la respiration était
un peu gênée ; son embonpoint et ses forces
avaient notablement diminué ; son appétit dispa-

raissait chaque jour. Les symptômes redoublaient
le soir, ils étaient suivis de sueurs vers le matin.
Ni la percussion, ni l'auscultation n'annonçaient
aucune affection organique de poumons; le malade fut mis au repos et au régime, des boissons
pectorales lui furent données pendant plusieurs
jours. Ce traitement fit diminuer notablement
l'intensité des symptômes; mais la toux persistait toujours. Dans cet état, le malade commença
l'usage de l'eau sulfureuse de Cambo : il en prit
pendant cinq semaines six à huit verres par jour.
Ce nouveau traitement fit disparaître tous les
symptômes de la maladie, et la guérison fut con-
firmée.

Melle D**, âgée de vingt-deux ans, d'une bonne
constitution, d'un tempérament sanguin, issue
de parens sains, fut attaquée de la grippe, ce qui
ne l'empêcha pas d'abord de vaquer à ses occupations ordinaires. Mais, peu de jours après, sa
respiration devint gênée, la voix rauque, les
quintes de toux très - violentes et souvent répétées. Elle avait peine à soutenir une conversa-
tion; par degrés insensibles, son visage devint
bouffi, ses pieds furent enflés; la fièvre présenta
des paroxismes tous les soirs avec moiteur d'a-
bord, puis avec sueur; l'expectoration écumeuse
dans le principe, avec quelques stries de sang,
devint muqueuse et gluante. Le dépérissement
faisait des progrès sensibles; l'oppression de poi-

trine était des plus pénibles. Un traitement approprié fit diminuer l'état d'irritation et la congestion inflammatoire du poumon; dès lors l'oppression fut moindre et la toux moins fatigante; on combattit la maladie par divers moyens, pendant trois mois environ, mais presque sans aucun succès. La toux persistait toujours avec de l'oppression; les forces ne revenaient point, la malade avait peu de goût pour les alimens, et ses digestions étaient fort difficiles. C'est dans cet état, et dans la saison du mois de mai, que Melle D** se rendit dans notre établissement où les eaux sulfureuses, convenablement administrées, lui ont rendu et ses forces et sa santé.

M. L**, âgé de vingt-quatre ans, d'une bonne constitution, à la suite d'une abondante transpiration subitement arrêtée, présenta tous les signes d'une fièvre catarrhale inflammatoire. Cette maladie, négligée d'abord, ne put être combattue avec un plein succès; la fièvre disparut, mais une toux incommode persista toujours, et fut à son tour négligée pendant près de deux ans. Au bout de cette époque, le malade se présenta à notre établissement et il nous offrit les symptômes suivans:

Toux fatigante avec expectoration de crachats grisâtres et presque opaques. Le malade déclare avoir perdu beaucoup de son embonpoint et de ses forces; l'appétit est presque nul, la soif se fait

sentir, la peau est sèche et chaude, particulièrement à la paume des mains; le pouls s'accélère
un peu vers le soir : tous ces symptômes s'exas-
pèrent pendant la nuit, ils sont suivis d'un peu
de sueur vers le matin. L'examen de la poitrine
ne décèle aucune affection organique de poumon. Ce jeune homme fut mis à l'usage de l'eau
sulfureuse coupée avec du lait d'ânesse. Au bout
de vingt jours, le mieux était remarquable; après
un repos de huit jours, l'eau sulfureuse fut con-
tinuée pure pendant un mois, et cette médication, renouvelée à la seconde saison, procura la
guérison radicale du jeune homme.

Melle A. B**, âgée de dix-neuf ans, d'un tempérament lymphatique, d'une faible complexion,
bien réglée, issue de parens scrophuleux, était
fatiguée depuis huit mois d'une toux sèche qui
épuisait ses forces. La plus petite cause soit morale, soit physique, occasionnait des quintes fati-
gantes et douloureuses. Elle était encore tourmentée par des palpitations de cœur, qui lui rendaient presque impossible tout exercice tant soit
peu violent. Sa respiration était habituellement
un peu gênée; la peau de la paume des mains et
celle de la plante des pieds, toujours d'une sécheresse remarquable; un peu d'accélération parfois dans le pouls. La malade mangeait peu et
digérait sans trop de fatigue. Cette demoiselle
s'est parfaitement bien rétablie par l'usage des

eaux sulfureuses prises pendant deux saisons, avec quantité convenable de lait d'ânesse.

Mᵐᵉ B**, âgée de cinquante-quatre ans, d'une constitution un peu affaiblie, d'un tempérament lymphatique, est attaquée d'un catarrhe chronique depuis environ quatre ans. Chaque hiver sa maladie prend plus d'intensité. Les quintes de toux deviennent plus fréquentes : l'expectoration, plus abondante et toujours difficile, ressemble à du blanc d'œuf délayé dans de l'eau. Elle n'a presque jamais de fièvre, mais son appétit l'abandonne aussitôt qu'il y a redoublement dans sa maladie. Cette dame a fait usage de nos eaux pendant quatre saisons différentes, et, à chaque fois, tous les symptômes de sa maladie disparaissaient. Aujourd'hui tout annonce que sa guérison sera complète.

NOM des MALADIES.	NOMBRE de				
	MALADIES.	MALADES guéris.	MALADES soulagés.	MALADES partis dans le même état	MALADES soulagés ou guéris après le départ.
Bronchites et catarrhes chroniques.	197	16	116	65	4
Phthisie au 1ᵉʳ degré.	63	2	39	22	5

MALADIES DES ORGANES DIGESTIFS.

C'est une erreur, disait Alibert, due à un préjugé fâcheux, que d'attribuer en général peu d'importance à des eaux dont la température n'est pas
très-élevée. Il importe au contraire que cette température soit proportionnée à la nature de la maladie et à la susceptibilité des individus. Parmi les
nombreuses affections qui dérangent les divers
organes de la digestion, qui se déclarent sous la
dépendance d'une grande mobilité nerveuse, et
qui, sous ces divers états morbides, sont qualifiées
de névrose, névralgie, beaucoup peuvent être
heureusement modifiées par nos eaux. Elles calment l'organisme trop exalté, elles régularisent
le système nerveux, diminuent les anomalies des
affections nerveuses et donnent du ressort aux
organes. C'est ainsi que les gastralgies, les gas-
trites chroniques sans lésion organique, l'hypo-
condrie, de légers engorgemens des viscères et
d'autres affections de ce genre sont souvent guéris par l'usage combiné de nos deux espèces
d'eaux, prises en bain, douche ou boisson, suivant les indications du diagnostic.

M. L**, âgé de cinquante-deux ans, d'un tempérament nerveux, d'une constitution bonne mais
épuisée, arriva de Versailles, où il exerce la méde-

cine, pour faire usage de nos eaux, dans un état
de faiblesse et d'épuisement tel, que ses jours nous
parurent en très - grand danger : aspect terreux,
langue fort pâle, pouls filiforme, douleur variable à l'épigastre, aridité et sécheresse de la peau,
amaigrissement très - grand, l'estomac rejetant
toute espèce d'alimentation; l'eau sucrée seulement était tolérée et parfois quelques cuillerées de
bouillon de poulet, sans fièvre, sans tumeur appréciable quelconque dans la cavité abdominale.

Notre confrère avait suivi pendant plusieurs
mois les prescriptions de plusieurs célèbres médecins de la capitale, mais sans aucun succès.
C'est à Cambo, au grand étonnement de tous ceux
qui l'ont vu dans sa maladie, que le docteur L** a
retrouvé sa santé pendant l'espace de trois mois.

J. C**, âgé de trente-sept ans, d'une constitution forte, d'un tempérament bilioso-nerveux,
se plaignait depuis trois ans de douleurs d'estomac revenant par accès, soit avant l'injection
des alimens soit après, souvent avec vomissemens. Les matières vomies étaient des résidus
d'alimens lorsque le vomissement survenait après
le repas, et, dans le cas contraire, des eaux glai-
reuses. Les douleurs cessaient après les vomissemens, et la santé paraissait alors parfaite. Cependant le malade était considérablement affaibli, et
bien que l'amaigrissement fît des progrès sensibles, l'examen le plus attentif ne nous permit

point de reconnaître l'existence d'aucune affection organique. Dans cet état, le malade fut mis à l'usage de nos eaux sulfureuses; le matin, à jeun, à la dose de quatre à cinq verres, et pendant le repas il prenait de l'eau ferrugineuse. Au bout d'un mois, l'amélioration était fort appréciable; les vomissemens avaient entièrement cessé. Un second voyage, au bout de quatre mois, rétablit complètement sa santé.

Mme A**, âgée de trente-cinq ans, d'une bonne compléxion et d'un tempérament nerveux, était tourmentée depuis près de quatre ans d'accidens nerveux qui rendaient son existence fort malheureuse. Cette dame, deux fois mère, était habituellement constipée; elle se trouvait dans un état de langueur et de faiblesse fort considérable, ce qui la mettait dans l'impossibilité de vaquer à ses occupations habituelles. Elle avait un dégoût prononcé pour les alimens; souvent elle était en proie à des douleurs vives que la pression soulageait; ces douleurs siégeaient tantôt sur l'épigastre, tantôt sur l'hypocondre droit, et quelquefois sur l'hypogastre. Ses poumons étaient sains, la menstruation régulière. L'usage des eaux de nos deux sources, prises pendant trois saisons tant en bains qu'en boisson, a parfaitement rétabli la santé de cette dame.

Une jeune femme, âgée de vingt-sept ans, d'une

complexion délicate et d'un tempérament nerveux, éprouvait chaque jour de violentes douleurs
spasmodiques dans l'estomac et les intestins, qui
lui faisaient rejeter tous les alimens qu'elle pouvait prendre. Elle était sans fièvre, triste, abat-
tue, bien réglée. Cette femme, trois fois mère,
jouissait de la meilleure santé possible durant tout
le temps de la gestation, et ce n'est que quatre
à cinq jours après les couches qu'elle commen-
çait à éprouver les symptômes que nous venons
de relater. Nos eaux, prises pendant vingt-cinq
jours en bains et en boissons, ont amené une
amélioration très-remarquable chez cette personne.

Mme L**, âgée de trente-six ans, issue de parens
sains, a passé sa jeunesse dans un état valétudi-
naire presque constant, sans lésions caractérisées,
toujours dans le malaise et dans la souffrance;
aussi a-t-elle été toujours sèche, maigre, impressionnable autant que possible; en un mot, elle est
d'un tempérament éminemment nerveux. Mariée
un peu tard, elle fait plusieurs fausses couches
successives qui la laissent encore dans un état plus
souffrant que jamais. Enfin, depuis quelque temps
son appétit diminue sensiblement et devient ir-
régulier : quelquefois elle se plaint d'une douleur
profonde à l'estomac, que la pression de la main,
loin d'augmenter, fait au contraire disparaître
d'une manière notable. Des nausées, des éructa-

tions fréquentes accompagnent la douleur, le ven-
tre se tuméfie et des borborygmes nombreux le
parcourent. L'injection des alimens diminue les
souffrances pour quelques instans, mais bientôt
elles prennent une violence d'autant plus grande
que le repas a été plus copieux. Cette anxiété,
cette souffrance durent plusieurs heures et cè-
dent enfin pour faire place à la douleur sourde et
profonde qui est le caractère le plus constant et
le plus dominant de la maladie, avec de forts bat-
temens du tronc caliaque. Du reste, jamais la soif
n'a tourmenté Mme L**; jamais de fièvre n'a été
constatée, ni le plus léger trouble observé dans
la menstruation. Cette maladie durait depuis plusieurs années, et avait été combattue par des
moyens divers sans aucun résultat. Au mois de
mai 1838, Mme L** fut envoyée à Cambo où elle
passa vingt jours, pendant lesquels elle prit un
bain sulfureux chaque jour, fit usage de l'eau sulfureuse en boisson à la dose de deux à trois verres et autant de l'eau ferrugineuse chaque matin;
cette dernière eau était sa boisson habituelle dans
ses repas. Elle suivit un régime tonique : bon con-
sommé, rôtis, etc. Les premiers jours furent des
jours d'épreuve : quelques vomissemens éclatent,
la diarrhée remplace la constipation habituelle,
et ces symptômes alarment un peu notre malade;
mais, bientôt rassurée, elle continue le même
traitement sans interruption et elle rentre dans sa
famille sinon guérie, du moins parfaitement con-

tente avec une diminution évidente dans tous les symptômes maladifs dont elle se plaignait. Pendant les deux saisons suivantes, elle fut encore à Cambo où elle suivit le même traitement sans en être éprouvée comme la première fois, et aujourd'hui Mme L** jouit d'une santé parfaite, grâce à Cambo.

M. A. D**, négociant, âgé de trente ans, d'une forte constitution, était fatigué d'un flux hémorroïdal qui le tourmentait assez fréquemment. Plus tard, il se plaignait d'une diminution sensible dans son appétit; quelquefois les alimens qui précédemment paraissaient le mieux convenir à son estomac étaient repoussés, et des vomissemens fréquens le tourmentaient alors pendant plusieurs jours. Ces vomissemens étaient ensuite remplacés par une douleur sourde dans la région de l'estomac, devenant quelquefois intolérable. Une ceinture fortement serrée était la seule chose qui procurât un peu de soulagement au malade; l'absence de soif, de fièvre, une langue parfaitement nette et belle sans coloration anormale, éloignaient toute idée de gastrite : il y avait un peu de chaleur dans les paumes des mains quand venait l'heure de la digestion. Du reste, le premier moment qui suivait le repas était accompagné d'un sentiment de bien - être qui malheureusement ne durait pas longtemps, et qui bientôt faisait place à de vives douleurs qui paraissaient être sous la dépendance de l'abondance des mets et de leur qualité. Le malade fit observer lui-même que son estomac paraissait plus douloureux depuis que le flux hémorroïdal l'avait à peu près abandonné. Mille moyens divers furent essayés contre cette affection : eau de Seltz, sous-nitrate de bismuth, les opiacés sous toutes les formes et sans aucun avantage. Le malade fut dirigé sur Cambo : trois à cinq verres d'eau sulfureuse chaque matin, eau ferrugineuse pour boisson habituelle, bain, exercice à la campagne, régime approprié, et, sous leur influence, M. A. D**, au bout d'un mois, se sentit infiniment mieux : ses douleurs d'estomac étaient sensiblement diminuées, le flux hémorroïdal avait reparu, et, peu de temps après son retour en ville, sa santé parfaitement rétablie lui permettait de se livrer sans peine à ses occupations journalières. Depuis cette époque, sa maladie n'a plus reparu.

NOM des MALADIES.	NOMBRE de				
	MALADIES.	MALADES guéris.	MALADES soulagés.	MALADES partis dans le même état	MALADES soulagés ou guéris après le départ.
Gastrite chronique.	93	6	64	23	4
Gastralgie. Gastro-entéralgie.	117	14	79	24	9

FIÈVRES INTERMITTENTES.

Il est peu de maladies plus fréquentes et plus communes que les fièvres intermittentes; elles règnent endémiquement sur plusieurs points du globe. L'apparence chétive de la plupart des habitans de ces contrées malheureuses, les traces funestes de ces maladies chez les sujets qui en ont été atteints, mettent en évidence l'utilité des recherches qui ont pour but de multiplier les ressources de la thérapeutique contre un si cruel fléau. Ces fièvres, tout le monde le sait, résistent souvent au traitement le plus méthodique et le plus rationnel pour céder ensuite au moyen le plus bizarre et même pour disparaître, dans un un grand nombre de cas, sans l'intervention d'aucun traitement. Bien pénétré de cette idée, il nous a fallu l'évidence des faits pour proclamer nos eaux comme éminemment utiles contre ces affections souvent si rebelles. Nos observations à cet égard sont fort nombreuses, et nous ne craignons point d'aller au-delà de la vérité en affirmant que les cas où ces eaux n'ont eu aucune influence salutaire sur ces espèces de fièvres, sont excessivement rares. Toutefois, notre pensée serait mal comprise si l'on croyait que nous proposons les eaux minérales de Cambo comme un anti-périodique, à l'instar de l'écorce du Pérou.

L'expérience a démontré que les fièvres intermittentes, qu'elle qu'en soit l'espèce, occasionnent, lorsqu'elles ont duré longtemps, différentes
affections dans les voies digestives : les plus fréquentes sont les engorgemens (véritable hyper-
trophie) des glandes mésentériques, du foie, du
pancréas et principalement de la rate; ce qui em-
mène nécessairement une lésion fonctionnelle
quelconque, soit dans le travail de la digestion,
soit dans le jeu de différentes sécrétions, de telle
sorte que les individus qui ont pendant longtemps vécu sous l'empire de ces malheureuses
fièvres, se présentent à l'observateur comme des
êtres étiolés, à face hypocratique, ayant perdu
et leur force et leur gaîté. Tous ces divers états
morbides se lient tellement à l'existence de la fièvre, que celle-ci paraît elle-même dépendre des
effets qu'elle a produits.

L'usage de nos eaux convenablement administrées dans les cas que je viens d'indiquer, rétablit
le jeu des organes, les ramène à leur type nor-
mal et triomphe merveilleusement de ces fièvres.
Chaque année, de nouveaux faits viennent enri-
chir nos observations.

M. C. P**, âgé de cinquante ans, d'un tempérament bilieux, d'une constitution bonne, était
depuis quinze mois atteint d'une fièvre intermittente dont le type n'avait rien de régulier. Double tierce à son apparition, elle devint alternati-

vement quotidienne et simple. Un frisson d'une
demi-heure de durée précédait des accès de dix-
huit heures ; cette fièvre semblait guérir après
vingt-quatre jours de traitement : mais quatre
mois plus tard, sans aucune raison appréciable,
elle reparut sous le type tierce; les accès ne duraient alors que huit et neuf heures. Les symptômes qui les accompagnent sont : langue sèche,
soif, anorexie, épigastre et abdomen tendus et
douloureux, vives douleurs dans la région de la
rate exaspérées par la pression; la douleur n'a que
huit jours de date et n'existait pas dans la première période de la maladie. La rate s'élève de
quelques décimètres au-dessus de sa limite ordinaire. Depuis l'invasion de la fièvre, le malade est
pris de toux qu'exaspère la pression sur le ven-
tre. Une expectoration abondante accompagne la
stade de chaleur et cesse pendant le frisson; la
douleur de la rate est plus sensible au moment
de l'inspiration : l'auscultation dénote partout une
respiration forte et franche. Pour la seconde fois,
un traitement anti-périodique est mis en usage,
et la fièvre cède encore pour reparaître trois mois
après; enfin, après plusieurs récidives de cette fièvre toujours combattue avec avantage en apparence et se reproduisant sans cesse, M. C. P**,
dégoûté de toute espèce de médicamens, se dé-
cide à user de nos eaux qui, dans l'espace de
quarante jours, l'ont radicalement guéri.

Mᵐᵉ A**, d'une complexion peu forte et d'un tempérament nerveux, était attaquée d'une fièvre intermittente tierce. Les accès étaient précédés d'un frisson de trois quarts d'heure ou d'une heure environ, duraient depuis douze jusqu'à quinze heures, et se terminaient par une sueur abondante. L'emploi du sulfate de quinine triompha de cette fièvre, mais bientôt elle reparut accompagnée de troubles fonctionnels des organes digestifs. Elle devint erratique ; les accès se montraient tantôt en tierce, tantôt en double tierce, d'autres fois en quarte ou double quarte ; ils cessaient pour un temps, revenaient pour un autre, et toujours avec les mêmes variations. La malade avait un teint jaunâtre, elle accusait une douleur sourde à la région du foie, et digérait avec beaucoup de difficulté le peu d'alimens qu'elle prenait. L'usage modéré de nos eaux et à différens intervalles a détruit cette fièvre sans retour et rendu à Mᵐᵉ A** toute sa santé.

Mᵐᵉ O**, jeune femme d'un tempérament un peu nerveux et jouissant habituellement de la santé la plus florissante, mère de quatre enfans qu'elle avait nourris elle-même, fut prise d'un accès de fièvre intermittente dans le mois de février. Elle laissa répéter jusqu'à six fois les accès de cette fièvre sans recourir au médecin, persuadée, disait-elle, qu'il fallait laisser vieillir la fièvre avant de la couper. Enfin elle prend de la quinine d'après l'avis de son médecin et se soumet au régime que celui-ci lui indique. La fièvre cède, et le printemps et l'été se passent sans que la fièvre reparaisse. Mais en automne elle reparaît avec une nouvelle force, et quelque bien que fût dirigé le traitement, elle fut longue à disparaître : le moindre froid, la moindre humidité suffisait pour la raviver. Du reste, elle n'altérait en rien la santé de Mme O**. Le printemps et l'été furent encore passés sans fièvre, et l'automne suivant vit de nouveau les mêmes accès se répéter. La fièvre fut aussi rebelle que jamais, sans être plus fâcheuse dans ses conséquences. Fatiguée cependant de cet état et craignant d'être chaque année en proie à de pareils accès, Mme O** se rend à Cambo où pendant un mois entier elle fait usage des eaux ferrugineuses, le matin à jeun, à la dose de trois à quatre verres, et autant ou plus dans ses repas et dans le courant de la journée. Depuis cette époque, Mme O** n'a jamais eu de fièvre.

M. D**, âgé de quarante-six ans, d'un tempérament bilioso-sanguin et d'une forte constitution, est subitement pris, au milieu d'une santé florissante, d'un frisson général qui l'étonne ; ce frisson, bientôt suivi d'une forte chaleur, se termine par une abondante transpiration. Tous ces symptômes ne lui laissent aucun doute sur la nature de cette fièvre. Néanmoins il n'appela son médecin qu'après qu'il eut passé plusieurs accès de fièvre tierce. On combattit la fièvre alternativement par la saignée, les purgatifs et les vomitifs; mais tout fut sans résultat pour M. D**. On eut recours au sulfate de quinine qui coupa la fièvre dans très-peu de temps, mais elle reparut au bout de vingt jours avec les mêmes caractères et le même type; on la combattit par le même moyen et avec le même succès; enfin tout l'hiver se passa ainsi : la fièvre disparaissait aussitôt que la quinine était administrée, mais reparaissait toujours au bout d'un certain temps, avec une nouvelle force, tantôt sous le type tierce, tantôt sous le type quotidien, une seule fois sous le type quarte.

M. D**, considérablement amaigri et affaibli, marchant à peine et dégoûté de tout, de plus fatigué par une irritation gastrique assez prononcée, se décida, le mois de mai, à se rendre à Cambo, où il eut deux accès de fièvre tierce presqu'en arrivant. Il fut mis à l'usage de l'eau ferrée principalement; il y fit beaucoup d'exercice, et après un mois d'usage de cette eau prise à la dose de quatre verres chaque matin, M. D** rentra au sein de sa famille, ayant retrouvé ses forces, sa gaîté, son appétit; il continue toujours à jouir de la meilleure santé possible.

. C**, âgé de vingt-six ans, d'une forte constitution, se rend comme ouvrier dans un pays où les fièvres intermittentes sont endémiques. Deux

mois après son arrivée, il y est pris de fièvres; de
fréquens accès se succèdent pendant une période
de deux années ; constamment traitées par le sulfate de quinine, les sangsues en grand nombre,
purgatifs, etc., jamais ces fièvres n'ont été complètement coupées : elles reparaissent toujours au
bout de quelque temps. C** change de localité, se
rend dans son pays natal, mais sans être plus
heureux : la fièvre avait, chez lui, pris droit de
domicile.

Les accès étaient accompagnés des prodromes
suivans : un frisson, souvent précédé de quelques
crampes dans les membres inférieurs, accompagné de coliques autour de l'ombilic, de deux heures de durée, débutait tous les matins à onze
heures. La sueur était abondante et continuait
presque toute la nuit; pendant le frisson, une
douleur vive se faisait sentir vers la rate et persistait, mais moins vivement, pendant la stade de
chaleur et de sueur. Telles sont les circonstances
dans lesquelles ce malade se rendit à notre établissement, où il séjourna pendant quarante-cinq
jours en faisant usage de l'eau ferrugineuse principalement et de quelques verres d'eau sulfureuse ; c'est sous leur influence qu'il a été dé-
barrassé de cette cruelle fièvre et qu'il a retrouvé
toute sa santé.

NOM des MALADIES.	NOMBRE de				
	MALADIES.	MALADES guéris.	MALADES soulagés.	MALADES partis dans le mêm eétat	MALADES soulagés ou guéris après le départ.
Fièvre intermittente.	137	75	28	36	24

RHUMATISME.

On désigne sous le nom générique de rhumatisme, une affection commune à tous les organes
et à tous les systèmes de l'économie. Le plus
souvent une douleur passagère ou continue est
le caractère le plus saillant de cette maladie. Les
causes qui déterminent en général le rhumatisme
sont les excès de table, l'abus des liquides excitans, un changement brusque dans la manière
de vivre, dans l'habitude, un refroidissement subit du corps, le froid humide, les fatigues exces-
sives; c'est surtout au retour du printemps et
aux approches de l'hiver que les douleurs rhumatismales surgissent. Cette affection ne se présente
à l'état aigu que dans ses deux ou trois premières
attaques; sous cette forme, elle parcourt ses
périodes avec une extrême rapidité; c'est alors

surtout que la douleur est vive et vibrante, et semble le résultat de successions rapides de secousses. Une sensation incommode, une sorte de poids de tension analogue à ce que le patient a éprouvé au début de la maladie, succède bientôt aux douleurs perforantes que nous venons de décrire. Dès lors, à la troisième ou quatrième attaque, le rhumatisme passe visiblement à l'état chronique. La douleur est beaucoup moins vive que dans le premier cas, mais plus continue; il y a peu d'intercession, ses périodes décroissantes et d'accroissement n'existent plus, son état est à peu près uniforme : quelle que soit la forme aiguë ou chronique sous laquelle se présente le rhumatisme, nous la rapporterons au système qu'il aura envahi, et d'après les pathologistes modernes, nous le diviserons en rhumatisme articulaire ou goutteux, en rhumatisme musculaire et en rhumatisme nerveux.

Bien qu'avec un auteur célèbre nous soyons persuadés que l'expérience des siècles ne nous offre aucun remède certain contre la cruelle affection qui nous occupe, et qu'avec les médecins qui respectent leur noble ministère nous pensions généralement qu'aujourd'hui le rhumatisme chronique est presque toujours rebelle aux secours de l'art le plus méthodiquement employés, nous ne pouvons cependant nier que l'un des moyens les plus sûrs pour calmer et même pour faire parfois disparaître le rhumatisme sous toutes ses formes, c'est d'agir sur l'économie en l'irritant, la stimulant, la tonifiant à l'aide de quelques principes aromatiques et notamment par les vertus essentielles et énergiques des eaux minérales.

Les affections rhumatismales qui sont combattues avec le plus de succès par l'usage des eaux minérales de Cambo, prises en boisson, douches, bains élevés à des températures proportionnées à la susceptibilité du malade et à l'opiniâtreté de la maladie elle-même, sont celles qui se déclarent sous la dépendance du système nerveux. Les rhumatismes musculaires ne sont point souvent moins avantageusement modifiés, lorsqu'ils n'ont pas surtout une date trop ancienne. L'appareil de douches que nous venons d'organiser nous fournit un puissant moyen d'attaquer les rhumatismes articulaires.

Mme J**, jeune femme d'une fort bonne constitution, d'un tempérament nervoso-sanguin très-prononcé, se maria jeune et devint mère la première année de son mariage. A la suite de couches assez heureuses, quoique longues et pénibles, elle fut subitement prise de douleurs vives dans presque toutes les articulations et principalement dans les articulations des membres inférieurs. Le traitement le mieux indiqué est mis en usage avec beaucoup de persévérance pendant plusieurs mois, mais sans résultats bien avantageux pour

Mme J**. Les douleurs furent calmées, mais les articulations perdirent aussi leur élasticité ; Mme J**
était entièrement perclue, elle était ankylosée
dans toutes ses articulations. Dans cet état on la
transporta à Cambo, où elle commença à prendre
des bains à 36° cents; quelques bains à cette température ne furent pas plutôt pris, qu'une amélioration sensible se manifesta dans son état : la
malade fit un séjour de deux mois dans notre
établissement, buvant quelques verres d'eau sulfureuse tous les jours et prenant un bain à jour
passé. Par cette médication, Mme J** fut mise en
état de pouvoir se retirer à cheval à quatre lieues
de là. Depuis cette époque, elle ressent, il est vrai
de dire, surtout à l'approche de l'hiver, quelques
douleurs peu intenses de rhumatisme; mais c'est
toujours à nos sources qu'elle trouve du soulagement.

M. D**, âgé de soixante-cinq ans, d'une forte
constitution et d'un tempérament sanguin, ayant
toujours joui de la plus florissante santé, fut pris
d'une vive douleur au mollet gauche, douleur
qui se prolongeait de bas en haut, le long du nerf
sciatique jusqu'à sa racine, presque sans rougeur
et sans tuméfaction. Des sangsues, des cataplas-
mes émolliens, des linimens narcotiques tour à
tour employés furent entièrement inutiles. On
n'obtint du soulagement que par des vésicatoires
pansés pendant quelques jours avec de l'acétate

de morphine; mais cette amélioration ne fut pas de longue durée, le mal revint bientôt avec plus de tenacité que jamais. M. D** se rendit à Cambo pour y faire usage des eaux; on lui prescrivit quelques verres d'eau sulfureuse à prendre chaque matin et des bains à une température un peu élevée. Ce traitement fut suivi pendant quarante jours, et le succès en a été des plus complets. Les douleurs avaient entièrement cédé et n'ont jamais plus reparu.

M. G**, ancien militaire, chef de bataillon, de tempérament sanguin, d'une constitution un peu usée, arriva en 1835 à notre établissement. Entièrement perclu de ses membres pelviens, il pouvait à peine faire quelques pas, appuyé sur des béquilles. Cette affection, qui datait déjà depuis quatre ans, était attribuée par le malade à un refroidissement subit de tout son corps, après une abondante transpiration. Dans le principe, le mal envahit tous les muscles des deux cuisses; insensiblement il s'étendit sur la totalité des membres et plus tard enfin sur toutes les articulations. Les souffrances avaient été fort longues et fort vives, et à l'arrivée de M. G** à nos thermes elles étaient fort cruelles, principalement pendant les nuits. Aucun traitement n'avait pu apporter un peu de soulagement à son état déplorable. Pendant un séjour de deux mois, notre malade boit chaque matin trois à quatre verres d'eau soufrée, prend quarante-quatre bains à 36° et vingt-huit douches, et dès lors les douleurs sont presque nulles; M. G** peut faire une heure de marche sans béquilles, et tout annonce un prompt rétablissement de la santé. Le même traitement suivi à la saison suivante a assuré la guérison.

M. C. D**, âgé de cinquante-six ans, d'un tempérament bilioso-sanguin et d'une bonne constitution, était atteint depuis dix-huit mois de douleurs tellement vives, siégeant à la partie supérieure du bras gauche, que l'action musculaire était presque suspendue et que la violence et la durée du mal avaient prodigieusement amaigri tout le bras. C. D** fut mis à l'usage des eaux sulfureuses, tant à l'intérieur qu'en bains et douches, et après avoir persévéré dans cette médication pendant trois saisons consécutives, il a recouvré toute la force et toute l'énergie de son bras.

NOM des MALADIES.	NOMBRE de				
	MALADIES.	MALADES guéris.	MALADES soulagés.	MALADES partis dans le même état	MALADES soulagés ou guéris après le départ.
Rhumatisme nerveux.	54	7	18	9	2
Rhumatisme musculaire.	46	3	21	22	3
Rhumatisme articulaire.	33	5	14	14	0

CHLOROSE.

~~~~~~~~

La chlorose, connue aussi sous la dénomination de *pâles couleurs*, est une affecion que l'on voit survenir le plus souvent chez de jeunes filles qui n'ont pas été réglées, ou chez lesquelles l'évacuation menstruelle n'a pu se faire qu'avec beaucoup de difficulté ou d'irrégularité. Une sécrétion trop abondante du même flux est, pour d'autres, la cause de cet état de langueur et d'apathie des forces phy-siques et morales, caractérisé par la décoloration, la pâleur de la peau et la bouffissure, jointes à la dépravation des fonctions digestives et à la gêne de la respiration, et par d'autres symptômes d'une asthénie profonde. Les passions tristes, les peines du cœur et d'autres causes de ce genre ont aussi souvent occasionné cette affection malheureuse. Dans tous ces cas, le médecin doit s'attacher à rétablir l'équilibre détruit par ces causes diverses. Nos eaux ferrugineuses en boisson et nos bains sulfureux convenablement administrés réussissent merveilleusement contre cette affection, en imprimant plus d'énergie à la nutrition et à la san-guification, en stimulant et en fortifiant tous les organes. Cette médication est encore puissam-ment favorisée par des promenades aussi agréa-bles que variées, sous un climat si remarquable par la douce température qui y règne et par la pureté de l'air qu'on y respire. — A ces puissans moyens de guérison j'en ajoute un autre non moins avantageux, c'est l'application des appareils hémospasiques du docteur Junod. Ce moyen thérapeutique prend aujourd'hui beaucoup de crédit et semble destiné à jouer un rôle fort important en médecine. Il y a peu de jours, nous avons été témoins des résultats presque inespérés obtenus par le docteur Frank, à l'aide de ces appareils, dans des maladies où une puissante révulsion était indiquée. Ce médecin a voulu nous donner lui-même tous les détails possibles sur leur application, et nous avons pensé que nous seconderions puissamment les effets de nos eaux par l'usage de ces appareils qui sont adoptés dans tous les grands hôpitaux de Paris.

Melle S** était arrivée à l'âge de dix-huit ans sans que l'écoulement menstruel se fût établi chez elle; issue de parens sains, mais chez lesquels dominait une constitution lymphatique prononcée, son enfance avait été fatiguée par des développemens anormaux de différentes glandes lymphatiques. Deux d'entr'elles s'étaient abcédées au cou : une peau blanche, des cheveux blonds, des chairs molles, des couleurs un peu vives sur les pommettes, certaine facilité à s'enrhumer, tout, chez elle, décelait une extrême délicatesse, et on ne fut pas surpris du retard que la menstruation mettait à se déclarer. Cependant, de-

puis l'âge de quinze ans à peu près, ses couleurs
vives l'avaient abandonnée, ses lèvres étaient
pâles, son cœur palpitait pour peu qu'elle fît de
l'exercice : l'ascension surtout était difficile, elle
n'avait plus de force dans les jambes. Son appétit
bizarre la portait à manger du marc de café de
préférence à tout autre chose; le vinaigre, les
acides excitaient aussi ses convoitises.

Bien que les symptômes que nous venons d'é-
numérer devinssent chaque jour plus prononcés,
on se contenta de mettre Melle S** à un régime
alimentaire tonique, de lui faire faire de l'exercice
en voiture, à pied, à cheval, de l'envoyer à la
campagne et de lui faire boire fréquemment quelque tisane amère. Cette médication ne donnant
aucun résultat satisfaisant, on se décida à envoyer
la malade aux eaux de Cambo.

Elle y arriva à la fin d'avril et y séjourna jusqu'à la fin de mai, ne buvant d'autre eau que
de l'eau ferrugineuse, et prenant des demi-bains
à jour passé. Ces moyens amenèrent un changement des plus remarquables chez Melle S**. Ses
forces, son appétit, sa coloration, tout, en un
mot, était favorablement changé en elle : seulement la menstruation n'avait pas encore paru.
Melle S** continua en ville à faire usage des eaux
ferrées, et, au mois d'août, elle vit, pour la première fois, apparaître ses règles ; depuis cette
époque, jamais aucun trouble dans cette fonction
ni dans sa santé ne s'est manifesté.

Melle G**, couturière, issue de parens sains, fortement constituée, avait traversé son enfance sans autres maladies que celles qui sont propres au premier âge, telle que rougeole, etc. ; à l'âge de quinze ans, elle fut réglée sans fatigue, et elle était arrivée à vingt ans sans aucun trouble dans cette fonction. Quelques chagrins de cœur vinrent alors troubler sa belle santé. Son appétit, sa gaîté l'abandonnèrent bientôt, puis elle se plaignit de douleurs de tête assez violentes, de fréquentes palpitations de cœur ; quelques accès hystériformes se déclarèrent : elle remarqua une notable diminution dans ses menstrues, dont les époques devinrent irrégulières ; le sang perdit sa couleur vermeille : survinrent des pertes blanches, et l'écoulement menstruel finit par disparaître entièrement.

Elle se plaignait vivement de l'estomac, quelques envies de vomir la tracassaient : on trouvait un point sensible dans la région de l'estomac ; une soif grande, une vive chaleur dans les paumes des mains, une décoloration complète, des maux de tête plus fréquens et plus violens la décidèrent enfin à avoir recours à un médecin. Traitée pour une gastrite aiguë, Melle G** ne devint que plus souffrante ; on eut recours alors aux eaux ferrugineuses de Cambo, qui prises pendant quarante jours à la dose de deux à trois bouteilles par jour, ont provoqué chez Melle G** l'écoulement

menstruel qui était supprimé; ce qui, par suite,
a rétabli parfaitement sa santé.

Melle G**, âgée de dix-huit ans, d'un tempérament nerveux très-irritable, avait eu ses menstrues sans accident à l'âge de seize ans. Cette
évacuation fut régulière pendant six mois environ.
A cette époque, la jeune personne éprouva plusieurs contrariétés qui la plongèrent dans la tristesse la plus profonde; ses règles disparurent
dès-lors entièrement. Vers les époques ordinaires
de leur retour, elle ressentait des douleurs de
tête, des vertiges, des pesanteurs à l'épigastre,
etc. Sa santé s'altérait de jour en jour, et, dans
l'espace de six mois environ, son état donna de
sérieuses inquiétudes; ses forces avaient singu-
lièrement diminué, son teint était d'une pâleur
extrême, ses yeux étaient ternes, et la tristesse
se peignait sur son visage; son appétit avait
presque disparu, elle digérait avec beaucoup de
peine, souvent elle avait des nausées et des vomissemens; ses selles, difficiles, devaient être
provoquées par des lavemens; son pouls était petit,
faible, à peine sensible, tout exercice lui était fati-
gant. C'est dans cet état qu'elle arriva à Cambo. Pendant un séjour de six semaines, elle fit de l'eau
ferrugineuse sa boisson habituelle : elle en prenait
tant qu'elle pouvait en digérer; au bout de ce
temps, les règles reparurent, l'appétit revint, sa
santé fut dès-lors sensiblement améliorée; ses

5

forces parurent presque rétablies, son teint était devenu clair, sa tristesse avait disparu, la peau avait repris sa fraîcheur. La saison suivante, un second séjour de quelques semaines à nos thermes lui suffit pour recouvrer ce qui manquait à sa santé.

Mme L**, âgée de vingt ans, d'une constitution vigoureuse bien que d'un tempérament nervoso-lymphatique, jouit jusqu'à dix - neuf ans d'une santé parfaite, époque à laquelle elle se maria et continua d'habiter dans le département des Landes la maison où elle est née, habitation placée au fond d'une vallée et près d'un cours d'eau. Six semaines après son mariage, Mme L** éprouva dans son appétit quelque chose d'insolite; tantôt il y avait inappétence, ou son appétit était désordonné ou dépravé : elle désirait des alimens très-sapides, tels que des fruits acides, verts, du vinaigre, du charbon, etc.; elle éprouvait des coliques, des borborygmes, une soif vive et ardente, de mauvaises digestions, des vomissemens, surtout après le repas. Dans le principe, ces accidens furent attribués à la nouvelle position de Mme L**. Mais l'époque de la menstruation étant arrivée, elle se fit avec la régularité et tout aussi abondamment que de coutume; seulement, comme les accidens ont duré plusieurs mois, Mme L** a pu observer que le sang excrété est plus pâle et plus séreux que par le passé. Lorsque la malade se détermina à venir prendre les eaux minérales de Cambo, l'affection durait depuis plus de trois mois, et l'écoulement menstruel était transformé en une véritable métrorrhagie. Aux symptômes que je viens d'indiquer se joignait une constipation très-intense, une sécrétion d'urine peu abondante ; la pâleur de la face est excessive, la peau ressemble à de la cire vierge ; elle est d'un blanc jaunâtre et comme transparente ; les yeux sont cernés, la conjonctive est d'un blanc bleuâtre, ce qui donne aux yeux une expression de langueur remarquable : les paupières, la face et les jambes sont infiltrées de sérosité.

Mme L** est d'une indolence extrême : l'exercice lui est horriblement pénible, elle est débordée par une faiblesse générale, elle ne rêve que repos et sommeil, et le repos de la nuit ne répare pas ses forces. Chaque jour elle est prise vers le soir d'une céphalalgie plus ou moins intense ; son pouls est accéléré, sa respiration est gênée et interrompue par des soupirs. Telles sont les conditions dans lesquelles Mme L** fut, d'après l'avis de son médecin, emmenée aux eaux de Cambo. Cette affection, à son quatrième mois, donnait les plus vives inquiétudes et par la nature des symptômes, et par la gravité des accidens gastralgiques, qu'un traitement par les amers et les excitans avait infructueusement combattue pendant trois mois. Mme L** est placée dans l'établissement des bains dans les conditions hygiéniques les plus favorables pour elle ;

le lactate de fer lui est administré, l'usage de la
viande rôtie recommandé, la boisson constituée
par un mélange de vin de Bordeaux et d'eau ferrugineuse. Des bains d'eaux minérales prises à la
source lui sont ordonnées, et quand les forces de
la malade le lui permirent, l'équitation lui fut
conseillée. Sous l'influence de cette médication,
qui fut suivie pendant deux mois, Mme L** rentra
au sein de sa famille dans un état des plus satis-
faisans, et sa cure fut complétement opérée dans
la saison suivante.

NOM des MALADIES.	NOMBRE de				
	MALADES.	MALADES guéris.	MALADES soulagés.	MALADES partis dans le même état	MALADES soulagées ou guéris après le départ.
Chlorose.	95	23	50	22	7

LEUCORRHÉE.

La nature de cet écrit ne nous permet point de
donner tout le développement nécessaire à un
genre d'affection qui mérite cependant, à tous
égards, la plus vive sollicitude de la part du mé-

decin ; nous voulons parler de ces maladies propres aux personnes du sexe et connues vulgairement sous le nom de fleurs blanches. Ces écou-
lemens anormaux, produits par tant de causes
diverses, dérangent à la longue, d'une manière
fort notable, la santé des personnes qui en sont
atteintes. Un sentiment vague de pesanteur dans
le petit bassin et de sensibilité à l'hypogastre,
précède ordinairement des désordres de fonctions
digestives, qui nécessairement amènent, par
suite d'une nutrition imparfaite, une faiblesse
plus ou moins grande dans les membres, la pâleur, la bouffissure de la face, l'œdématie des
extrémités inférieures et l'amaigrissement général ; d'autres symptômes se joignent encore quelquefois à ceux que nous venons de relater : la tête
est fréquemment lourde et pesante, il y a des
éblouissemens, des syncopes et même des accidens hystériques.

Nous reconnaissons tout le vague qui règne
dans ce peu de mots, mais nos honorables confrères sauront y suppléer en apprenant que nos
eaux, administrées sous différentes formes, com-
battent avantageusement ces maladies lorsqu'elles ne sont point liées à une lésion organique ou
à une irritation trop vive des parties.

Mme C**, âgée de trente-six ans, d'une constitution névroso-bilieuse, d'un tempérament lymphatique assez prononcé, passa sa jeunesse dans

un état de santé parfaite ; mariée à l'âge de vingt-sept ans, elle fut mère cinq fois dans une période de sept années. Des couches si souvent répétées ne tardèrent point à porter une atteinte assez profonde à sa santé générale ; elle perdit peu à peu ses belles couleurs, devint pâle et languissante, et, conservant toujours son appétit ordinaire, chaque jour elle devenait plus faible et plus maigre ; souvent elle était tourmentée de maux de tête très-aigus qu'accompagnaient parfois des tiraillemens nerveux et des contractions musculaires.

Ces différens symptômes avaient pour cause manifeste un écoulement leucorrhéique fort abondant, qui durait depuis trois ans, et attribué, avec raison, tant à l'épuisement général de la malade qu'à la mauvaise et peu substantielle alimentation dont Mme C** faisait habituellement usage. Mme C** a, pendant trois saisons consécutives, pris en boisson, bains et douches, les eaux de Cambo, et a été radicalement guérie.

Melle G**, âgée de vingt-trois ans, d'une constitution délicate, d'un tempérament lymphatique, menait une vie très-sédentaire, ne faisant que très-peu d'exercice ; les fonctions menstruelles avaient été régulières jusqu'à l'âge de vingt ans ; mais, à cette époque, elles furent notablement troublées et finirent, pendant une période de trois années, par disparaître complétement, et furent remplacées par un flux leucorrhéique qui bientôt donna lieu aux plus graves accidens : douleurs sourdes aux lombes, pesanteur à la région hypogastrique , dégoût, lassitude, vomissemens fréquens, amaigrissement, prostration de forces. L'habitation de la ville dans un quartier mal aéré et humide, des chagrins profonds, l'usage habituel du café au lait pris en grande quantité, l'emploi de chaufferettes (causes si fréquentes de ces sortes d'affections) avaient amené chez Melle G** tous les accidens que nous venons d'énumérer, et qui lui rendaient la vie insupportable tout en compromettant son existence. Tel était l'état de la malade à son arrivée à Cambo.

Après avoir pendant quatre mois fait usage des eaux, subi un traitement approprié, Melle G** fut rendue à sa famille dans une santé parfaite.

NOM des MALADIES.	NOMBRE de				
	MALADIES.	MALADES guéris.	MALADES soulagés.	MALADES partis dans le même état	MALADES soulagés ou guéris après le départ.
Leucorrhées.	60	14	28	18	7

SCROPHULES.

~~~~~~~~

Les maladies scrophuleuses ont souvent pour cause l'atonie du système lymphatique et l'inertie générale. Chez ces malades, l'on voit des engorgemens durs, bosselés, mobiles ou fixes, occupant le plus souvent les régions latérales du cou et formant parfois de telles masses qu'ils gênent les mouvemens de la tête. Les eaux ferrugineuses surtout déterminent la résolution de ces ganglions engorgés, qui n'ont point passé à l'état de suppuration ; leur effet peut être fort avantageusement secondé par les eaux sulfureuses, administrées soit en bains ou douches, soit en boissons, suivant les indications particulières. Cambo présente la faculté, assez rare ailleurs, de pouvoir sous un beau ciel user de ce double moyen, et plusieurs malades ont trouvé leur guérison par l'emploi combiné de ces deux espèces d'eaux.

MALADIES SCROPHULEUSES.

~~~~~~~~~~

L**, enfant de six ans, débile, faible, constitution éminemment lymphatique, issu de parens sains, mais jeunes. La mère, à l'époque de la

naissance de son fils, avait dix-sept ans, et le
père dix-neuf. Dans le courant de l'année 1836,
cet enfant est conduit aux eaux de Cambo, atteint
d'engorgemens scrophuleux, de ganglions de la
région cervicale et de tumeurs de même nature;
de plus, à l'articulation coxo-fémurale gauche, il
existe une luxation spontanée avec raccourcissement en traitement depuis deux années. Le traitement suivi consiste dans le repos absolu, l'u-
sage des amers, du houblon, quinquina, etc.,
dans de larges vésicatoires appliqués sur l'articulation : pour régime, des viandes rôties et un vin
généreux coupé avec de l'eau ferrugineuse. Aussitôt l'arrivée de ce petit malade à Cambo, le traitement antérieurement commencé est continué;
des bains hydrosulfureux sont administrés à jour
passé, autant que le comportent les forces du
jeune malade. Après trois mois de séjour dans
nos thermes, il est renvoyé à sa famille avec
une notable amélioration; le raccourcissement de
la jambe gauche a disparu complétement, la claudication est à peine sensible. L'année suivante,
ce malade vint encore user pendant quatre mois
de nos eaux et partit complétement guéri.

M. D**, âgé de dix-sept ans, pauvre de constitution, débile, d'un tempérament lymphatique,
vint à Cambo prendre les eaux dans l'année 1835,
pour une douleur sourde et une légère claudication, suite d'une chûte faite dans un manége

en tombant de cheval sur l'articulation coxo-fémurale droite. Ce jeune homme prend des bains
sulfureux et pense que l'usage des eaux hydrosulfureuses à l'intérieur lui sera favorable et qu'il
pourra ainsi faire disparaître la gêne et la douleur
qu'il éprouve ; mais, sous l'influence des eaux
thermales, la vie est activée, la douleur est plus
aiguë, plus fréquente, la marche devient de plus
en plus pénible et impossible. Deux mois après
son arrivée, le ganglion engorgé à la partie supérieure de l'aine du même côté s'abcède, donne
issue à un pus peu lié, aqueux, d'une odeur
fétide, qui s'échappe d'un abcès situé à deux
pouces sous les tégumens largement décollés et
amincis. Trois mois après le traitement continué,
les parties prennent du ton, entrent en rapport
et la cicatrisation s'opère ; la douleur de la hanche
a disparu et la claudication est complétement dissi-
pée. Le régime suivi par M. D** pendant les cinq
mois qu'il a passés à nos eaux, a été essentiellement tonique : tisane de houblon, sirop antiscor-
butique, vingt-quatre douches sur l'abcès, trente-
huit bains, deux verres d'eau soufrée chaque
matin pendant trois mois, eau ferrée pour boisson
habituelle, viande rôtie, vin généreux.

Agé de seize ans, issu d'un père qui depuis
longues années présente un gonflement remarquable des extrémités articulaires des os du pied,
gonflement suivi de carie, P. H**, d'un tempé-

rament lymphatique, de peau blanche et fine, de constitution molle, avec des dents presque toutes cariées, a passé ses jeunes ans dans une habitation un peu humide. Sa nourriture habituelle n'était autre que des farineux. Ces diverses circonstances, jointes aux prédispositions scrophuleuses, ne tardèrent point à déterminer chez notre jeune enfant des engorgemens de ganglions mésentériques. Par des soins hygiéniques et un traitement approprié, ces premiers accidens furent dissipés, et l'enfant fut à même d'espérer une existence meilleure. Jusqu'à l'âge de treize ans tout alla bien, et revenu chez son père, placé une seconde fois sous l'influence de l'humidité et des conditions auxquelles nous avions su le soustraire, les ganglions lymphatiques du cou se sont engorgés de nouveau; restés pendant longtemps durs, rémittens, sans changemens de couleur à la peau, ils se sont enfin abcédés, et, malgré l'habitation d'un lieu sec et chaud, une médication convenable, des ulcères scrophuleux en ont été la suite. Ce n'est que par l'usage de nos eaux prises en bains, douches et boissons, et continuées pendant une année, que nous sommes parvenus à en obtenir la cicatrisation.

NOM des MALADIES.	NOMBRE de				
	MALADES.	MALADES guéris.	MALADES soulagés.	MALADES partis dans le même état	MALADES soulagés ou guéris après le départ.
Scrophules.	46	88	17	21	3

ULCÈRES ATONIQUES.

~~~~~~~~~~~~~~~~

Les ulcères atoniques dépendent d'un état de relâchement général ou local : ils sont le résultat de la mollesse de la fibre, leur siége affecte spécialement les parties éloignées du centre circulatoire. L'ulcère étant produit ou entretenu par le relâchement des solides, le but de la médication doit être de donner plus de vie et plus d'énergie aux parties, en combattant cette atonie par l'emploi des amers d'un régime généreux et fortifiant, surtout en associant ces moyens à l'usage des eaux minérales prises à l'intérieur et à l'extérieur.

M. D**, âgé de soixante-neuf ans, portait depuis trois ans un ulcère au talon du pied droit, résultat d'une position vicieuse pendant le traitement d'une fracture de la rotule. Tous les moyens les plus rationnels employés pendant deux années consécutives, n'avaient amené qu'une cicatrisation temporaire : l'ulcère reparaissait toujours ; à la troisième année, M. D** fit usage de douches des eaux minérales de Cambo pendant deux mois, et obtint une cicatrisation parfaite et continue.

Un ouvrier, étant ivre, fut, au mois de décembre 1836, atteint de fracture au péroné de la jambe gauche, avec plaie fistuleuse consécutive à la formation du cal. Cet homme se rendit dans cet état aux eaux de Cambo, et, après six semaines de séjour, la cicatrisation étant totalement opérée, cet homme put reprendre ses occupations.

E**, jeune fille âgée de neuf ans, est mordue à la région deltoïde du bras gauche par un chien de berger et atteinte d'une plaie de trois pouces d'étendue. Cette solution de continuité par arrachement n'ayant point été dans le principe soignée selon les règles de l'art, n'est arrivée qu'à une cicatrisation incomplète, donnant à la partie inférieure de la morsure issue à un pus aqueux et peu lié. Dans cet état, cette jeune fille, trois mois après l'accident, vint à notre établissement, fit usage pendant six semaines de nos eaux et fut radicalement guérie.

Une jeune personne, âgée de dix-sept ans, re-
çut un coup violent sur le coude du bras gauche;
la douleur fut vive et bientôt suivie d'un gonflement inflammatoire considérable. Malgré des
moyens le plus énergiquement mis en usage, un
grand abcès se forma et donna issue par plusieurs
points fistuleux à une grande quantité de pus. Le
mal se montrant rebelle à toute médication, on se
décida, au bout de deux mois, à avoir recours
aux bains et douches de notre établissement. Sous
leur influence, il en résulta, au bout de quelques
jours, la sortie de quelques fragmens osseux; plus
tard, enfin, l'olécrane se détacha en entier: on
en opéra l'extraction et la guérison de ce jeune
homme fut ainsi obtenue.

NOM des MALADIES.	NOMBRE de				
	MALADIES.	MALADES guéris.	MALADES soulagés.	MALADES partis dans le-même état	MALADES soulagés ou guéris après le départ.
Ulcères atoniques.	41	16	13	12	3

Pour compléter l'exposé des affections dans lesquelles j'ai pu, l'observation à l'appui, obtenir
des résultats saillans et non douteux, soit par
l'usage des eaux ferrugineuses ou sulfureuses de

Cambo, prises isolément ou ensemble, ou bien par l'action sur l'économie animale de ces eaux, jointe à des soins hygiéniques appropriés à la nature de la maladie. Je citerai des flux hémorroïdaux supprimés ou déviés, heureusement rappelés, partant, l'équilibre et la santé rétablis; des affections herpétiques superficielles, rebelles à des traitemens, domptées par nos eaux. Enfin, à l'action médicamenteuse de ces eaux minérales, aux soins hygiéniques bien entendus, l'heureuse position topographique de Cambo, l'air pur et salutaire de sa jolie campagne venant en aide, je dirai les convalescences longues et difficiles heureusement terminées après de cruelles et graves maladies.

FLUX HÉMORROÏDAL DÉVIÉ.

M**, d'une constitution grêle et fort irritable, homme de peine, n'ayant jamais eu ni fièvres intermittentes ni aucune autre affection grave, éprouvait depuis trois ans environ un malaise général; des douleurs sourdes, qui se faisaient sentir encore parfois sur la région du foie, l'avaient incommodé pendant longtemps; son appétit avait beaucoup diminué, ses digestions étaient devenues fort difficiles; sa langue était sale et jaunâtre, la bouche amère; il était habituellement cons-

tipé. Le foie débordait les fausses côtes. Son teint
était généralement pâle, surtout dans les conjonc-
tives; sa peau était sèche, ses urines rares et d'une
couleur plus ou moins rouge. Le malade attri-
buait tous ces symptômes à la suppression du
flux hémorroïdal auquel il était sujet depuis sa
jeunesse, et qu'il avait vu disparaître, sans cause
connue, trois ans auparavant. Il fit plusieurs ten-
tatives inutiles pour rappeler cet écoulement.
Dans cet état, il se décida à faire usage des eaux
minérales de Cambo. Dans les premiers jours, il
prit chaque matin trois à quatre verres d'eau sulfureuse; le troisième jour, il ajouta 32 grammes
de sulfate de soude à la même eau : il eut plusieurs selles. Les jours suivans, il but à peu près
égale quantité des deux sources, il en prenait
huit à dix verres par jour. Il continua leur usage
pendant un mois : au bout de ce temps, son appétit revint, ses digestions furent plus faciles, son
ictère disparut presqu'en entier, les selles devinrent naturelles, et les hémorroïdes commencèrent
à paraître. La saison suivante, il fit encore usage
des eaux, et sa santé fut alors parfaitement rétablie.

NOM des MALADIES.	NOMBRE de				
	MALADES.	MALADES guéris.	MALADES soulagés.	MALADES partis dans le mêm eétat	MALADES soulagés ou guéris après le départ.
Flux hémorrhoïdal. Dévié ou supprimé.	87	58	20	9	2

MALADIES DE LA PEAU.

M. A**, âgé de vingt-huit ans, d'une faible com-plexion et d'un tempérament lymphatique assez prononcé, était tourmenté depuis neuf mois d'une affection papuleuse *(prurigo)*, accompa-gnée d'un prurit fort incommode qui augmentait d'une manière fort notable par la chaleur du lit. La partie postérieure du tronc et les épaules princi-palement en étaient le siége. Cette maladie fut inutilement combattue pendant plus de trois mois par les moyens les plus variés. Les eaux sulfureuses prises en boisson à haute dose, pen-dant deux saisons consécutives, et l'usage con-tinu des bains soufrés, ont complétement détruit la maladie de M. A**.

M. P**, âgé de vingt-deux ans, d'une forte cons-

6

titution et d'un tempérament sanguin, était atteint depuis cinq mois d'une affection psorique de la peau *(lichen)* siégeant aux extrémités inférieures. Divers traitemens furent mis en usage, mais sans succès; de nouvelles croûtes venaient toujours remplacer celles qui tombaient et faisaient le désespoir du malade comme du médecin. Ce jeune homme a retrouvé toute sa santé dans nos thermes, dans l'espace de quarante-cinq jours.

M. C**, âgé de vingt - neuf ans, d'une bonne constitution et d'un tempérament sanguin, était depuis plusieurs années affecté d'une dartre squammeuse *(eczema)* occupant une grande surface du corps. Cette affection a cédé à l'usage de nos eaux sulfureuses prises en boisson et bains, pendant trois saisons consécutives.

NOM des MALADIES.		NOMBRE de				
		MALADIES.	MALADES guéris.	MALADES soulagés.	MALADES partis dans le même état	MALADES soulagés ou guéris après le départ.
Maladies de la peau.	Prurigo.	27	10	9	8	2
	Lichen.	19	6	8	5	0
	Eczema.	23	5	8	10	2
Convalescence.		208	82	93	33	16

BAINS.

On entend par bain l'immersion plus ou moins prolongée du corps ou d'une partie du corps dans l'eau : ce qui constitue les bains simples, généraux et partiels. Le bain doit être considéré comme un des plus puissans moyens de l'art de guérir; employé avec discernement et habileté, il donne d'admirables résultats. Malheureusement, dans son usage aucune règle n'est le plus ordinairement suivie; les précautions les plus urgentes sont négligées, et, par défaut de soin et d'attention, ce moyen échoue dans les maladies qu'il devrait combattre avec le plus de succès.

On étend encore la signification de ce mot, particulièrement en thérapeutique, et l'on applique la même dénomination à l'immersion du corps ou de l'une de ses parties dans l'eau vaporisée (bain de vapeur), dans d'autres liquides que l'eau, ou dans l'eau chargée de différens principes (bain médicamenteux, bain d'eau minérale, bain de mer), à l'application de diverses substances chaudes, sèches ou humides, dirigées sur une plus ou moins grande surface du corps (bain de sable, bain de marc de raisin), enfin à l'échauffement de l'atmosphère dans lequel on fait séjourner le corps (bain de chaleur), et même à l'exposition des parties du corps à l'air libre, dépouillées de leurs vêtemens (bain d'air). Ici je n'ai à m'occuper que des bains généraux et partiels que fournissent les eaux minérales, et je terminerai cet article par l'exposé des effets hygiéniques et thérapeutiques des bains de vapeur et de douches.

Pour que l'influence des bains sur l'économie animale fût rigoureusement appréciée à diverses températures, il faudrait étudier les changemens immédiats, locaux et généraux, les changemens organiques et consécutifs qu'ils produisent degré par degré, depuis la température de la glace fondante jusqu'à l'intensité de chaleur que peut soutenir le corps humain; il faudrait également étudier les effets particuliers des bains par rapport à l'âge, au sexe, à la constitution, à l'idiosyncrasie, au goût, à la répugnance, aux habitudes des individus, à l'état atmosphérique, aux climats, aux saisons, aux heures du jour. On aurait ainsi des données certaines sur chaque espèce de bains; encore ces expériences devraient-elles être répétées sur un grand nombre d'individus pour en tirer des conclusions positives; mais ces considérations dépasseraient de beaucoup les limites que nous nous sommes tracées dans cet écrit. Nous ne voulons indiquer ici que les effets et les résultats généraux obtenus par les bains mis en usage dans l'établissement thermal de Cambo.

Les eaux hydrosulfureuses de Cambo sont ad-

ministrées sous forme de bain à des températures
différentes, selon l'exigence des cas pour lesquels
on les emploie. Cette élévation de température
n'altère en rien leur vertu et vient à l'appui des
récentes expériences de MM. Nicolas, Anglada,
Lonchamp et d'autres chimistes encore, qui dé-
montrent que les eaux thermales élevées dans
certaines limites par une chaleur artificielle, ne
perdent rien de leurs propriétés spéciales, et que
cette chaleur communiquée ne diffère nullement
de la chaleur inhérente aux eaux thermales.

C'est une vérité incontestable que l'action de
la chaleur sur l'économie animale varie suivant
la constitution faible ou forte, l'âge plus ou moins
avancé de l'individu sur lequel on l'applique ; de
là la haute importance, négligée presque toujours,
de proportionner la température des bains au degré de sensibilité du baigneur et à l'affection que
l'on veut combattre. L'on sait qu'un peu plus ou
moins de chaleur n'est pas indifférent, car ce qui
est chaud pour l'un est froid pour l'autre, et tel
malade peut éprouver la sensation funeste du
froid ou du chaud dans un bain d'un degré tempéré. Ainsi le sentiment du froid ou du chaud
dépendant souvent beaucoup plus de l'état particulier de l'individu que du degré thermométrique,
le malade, afin de retirer tous les avantages dési-
rables de l'usage des bains, doit, la première fois
qu'il en fait usage, se faire accompagner du médecin, afin que celui-ci observe les phénomènes

qui lui sont particuliers et qu'il puisse juger ensuite ce qui doit être soustrait, ajouté ou changé
dans les bains qui suivront. Si l'on peut établir
en thèse générale que les bains tempérés (26 à
30° R) sont ceux que l'on administre dans les
établissemens thermaux, et principalement pour
les femmes et pour ceux dont les constitutions se
rapprochent de celles de ce sexe, l'expérience ne
nous a pas moins démontré qu'on obtient des résultats fort avantageux et parfois inespérés même, par
l'usage des bains chauds (34 à 40° R) chez les
personnes qui ont besoin d'être ranimées par une
forte chaleur, comme celles atteintes de stupeur
et d'insensibilité partielle ou générale, etc.; de
rhumatisme chronique, de sciatique, d'anciennes
affections dartreuses.

La gradation de température nous paraît de la
plus haute importance, persuadé que l'action de
nos eaux, soit qu'on les prenne en bains ou en
boisson, dépend surtout des révulsions qu'elles
opèrent : c'est dans l'art de comprendre, de con-
duire, de renforcer ou d'arrêter à propos ces révulsions que consiste le secret de la guérison. Par
l'usage de nos bains, la peau devient plus douce
au toucher, elle se couvre d'un enduit onctueux,
phénomènes que l'on doit attribuer tant à la sécrétion des follicules sébacés qu'aux principes
minéralisateurs des eaux; l'individu, loin de se
trouver affaibli pendant la journée, se sent au
contraire plus disposé; un bien-être indéfinissable

se répand sur tout son corps: il est plus animé, ses mouvemens sont plus libres et plus faciles, son appétit plus vif.

L'emploi des bains réclame encore quelques précautions à prendre; comme la plupart sont généralement connues, nous ne ferons que les indiquer.

On ne doit jamais se mettre dans le bain lorsque le corps est trop fatigué ou qu'on ne se sent pas l'estomac dégagé. Il est prudent de laisser écouler toujours quatre à cinq heures après le repas.

Il est inutile de dire que les femmes doivent s'en abstenir à l'époque de leurs règles; toutefois, si l'écoulement sanguin s'opère avec peine et difficulté, elles peuvent prendre des bains à une chaleur tempérée.

Il est essentiel de maintenir constamment dans le bain le degré de chaleur ordonné par le médecin.

Si le cou et les épaules ne sont point plongés dans l'eau pendant la durée de l'immersion, ils doivent être couverts avec soin, ainsi que la tête, pour les garantir des vapeurs aqueuses.

En général, un seul bain suffit par jour; beaucoup de personnes peuvent néanmoins en prendre deux sans inconvénient.

Lorsque le genre d'affection exige que le malade prenne les bains chauds, il est utile de les faire précéder par des bains tempérés dont on augmente chaque jour la chaleur.

Si les bains sulfureux fatiguent le malade, il doit se reposer pendant quelques jours; il pourra même substituer un bain tiède d'eau naturelle simple au bain d'eau minérale, et, dans certaines circonstances, l'expérience nous a démontré qu'il n'est pas sans avantage d'alterner l'usage de bains d'eau minérale avec celui d'eau naturelle simple.

On peut, sans inconvénient, boire les eaux dans le bain; l'estomac, entouré d'une douce chaleur, ne les digère que plus facilement, et quoiqu'on doive se garder d'y manger, on pourrait cependant se permettre un bouillon, un peu de chocolat même, si l'on éprouvait une faiblesse ou une défaillance.

La durée du bain, qui doit être en général d'une heure, doit être réglée d'après la constitution de l'individu et le genre d'affection que l'on veut combattre.

Au sortir du bain, le malade doit être couvert immédiatement d'un grand drap bien sec et bien chaud; il se fera essuyer avec soin et enlever l'humidité qui adhère sur son corps avec le plus de promptitude possible, afin de ne pas laisser à l'air atmosphérique le temps de resserrer trop vivement les pores de la peau et d'interrompre ainsi la douce transpiration qui suit d'ordinaire l'usage du bain.

DOUCHES.

On appelle douche un courant continu de colonne de vapeur ou de liquide qui vient frapper
une partie quelconque du corps.

Grâce à la haute sollicitude de l'administration
supérieure et aux idées d'humanité du conseil
général et du conseil d'arrondissement, nous
venons d'être dotés d'un appareil de douche qui
ne laisse rien à désirer.

A la partie supérieure des cabinets ménagés
pour les deux sexes, est placé un réservoir à quatre mètres de hauteur dont le fond donne naissance à un tuyau parfaitement cylindrique ter-
miné par un ajustage à l'extrémité duquel s'adapte
tantôt un bout à orifice simple ou multiple, tantôt une pomme d'arrosoir, suivant qu'il est convenable que la colonne de liquide soit simple ou
plus ou moins divisée. Au moyen d'appareils
appropriés, l'eau prend différentes directions, selon qu'elle est destinée à fournir des douches
descendantes, latérales ou ascendantes. Dans une
pièce attenante à chacun des cabinets destinés
aux douches, un lit de repos et tous les objets
accessoires ont été ménagés.

La manière d'agir des douches est aujourd'hui bien connue; leur efficacité en certains cas est incontestable. Leur principal effet est le résultat de la percussion produite par la chûte de l'eau, par l'action de sa température et la nature des principes qu'elle tient en dissolution : elles favorisent le mouvement du centre à la circonférence et facilitent la transpiration. Aussi, sous leur influence, les engorgemens articulaires, les rhumatismes chroniques bornés à une petite étendue, les anciennes douleurs arthritiques, les fausses ankiloses, les paralysies des membres, les dartres, les affections chroniques des viscères de l'abdomen, connues vulgairement sous le nom d'obstructions, sont heureusement modifiés et parfois complétement guéris. Il est presque superflu d'ajouter que, comme pour les bains, la durée, la force et la température des douches doivent être modifiées selon les circonstances individuelles et la nature de l'affection que l'on cherche à combattre.

Enfin, pour terminer l'histoire de nos eaux employées sous forme de bain, nous dirons que les bains de vapeur généraux et partiels, qui jusqu'à présent n'avaient point été mis en usage dans cet établissement, seront désormais administrés dans un local particulier et à l'aide des appareils les plus complets : ces bains sont en construction.

CHAPITRE IV.

Précautions que l'on doit prendre avant, pendant
et après l'usage des eaux minérales.

Les eaux minérales n'opèrent de bons effets
qu'autant qu'elles sont précédées, accompagnées
et suivies de certaines précautions qu'il est essentiel de connaître et que nous allons exposer.

Examinons d'abord l'époque où l'on peut prendre les eaux de Cambo.

Il ne suffit pas qu'un remède soit indiqué, il
faut, comme l'a dit Hypocrate, que les circonstances favorisent son activité et ses succès.

Nous reconnaissons avec Bordeu que les préjugés et l'ignorance président souvent au choix que
l'on fait de certaines saisons de l'année; mais on ne
saurait nier que la température la plus douce ne
soit aussi la plus convenable. Dans l'hiver, les
difficultés de voyager, le froid, la pluie, les
brouillards qui ne permettent pas aux malades
de sortir de leur chambre et de se promener, la
crainte bien fondée des affections catharrales, de
rhumatismes, etc., éloignent avec raison les malades du séjour des eaux. Dans les cas néanmoins
où tout retard serait préjudiciable, on ne doit pas

balancer à y avoir recours, même pendant l'hiver. L'observation nous a suffisamment démontré que les eaux de Cambo jouissent des mêmes propriétés dans tous les temps de l'année. La position de Cambo est d'ailleurs tellement favorable sous les rapports météorologiques, qu'il est peu de jours dans l'année où les malades ne puissent faire usage des eaux d'une manière avantageuse sur les lieux même.

Il n'est point de localité qui n'ait ses préjugés, ses erreurs : l'expérience et le temps les effacent, il est vrai; mais souvent ils nous privent pour longtemps des avantages réels. Par une singulière tradition, on aime à répéter que les *eaux de Cambo ne sont bonnes à prendre que pendant l'automne.* C'est là une erreur que nous nous faisons un devoir de signaler. Les nombreuses expériences auxquelles nous nous sommes livrés depuis dix ans, et celles qui ont été faites par plusieurs de nos honorables confrères, s'accordent à démontrer que les eaux de Cambo ne subissent aucune altération quelconque dans aucune saison de l'année, et qu'on peut en user avec utilité en tout temps. Ces recherches prouveraient encore, si le simple raisonnement ne suffisait, que l'été est la saison la plus favorable pour faire usage des bains. Le grand intérêt du baigneur, c'est de se garantir du froid et de l'humidité, d'entretenir sur la peau cette légère excitation si favorable dans beaucoup d'affections chroniques, et que détermine toujours l'usage des bains sulfureux. Y-a-t-il saison plus propice que l'été pour remplir ces conditions? Nous n'insisterons point davantage, car le public semble déjà vouloir devancer notre observation ; depuis quelques années nous voyons, en été, un nombre considérable de malades faire usage de nos bains : le nombre en sera augmenté chaque année , nous en avons la conviction.

Les saisons les plus accréditées jusqu'aujourd'hui pour l'usage des eaux de Cambo, sont le printemps et l'automne. Peut-être la première de ces deux saisons est-elle préférable à l'autre; car c'est alors que les organes acquièrent une nouvelle énergie, que la vie semble doubler d'activité; toutes les fonctions s'exécutent avec plus de vigueur, et les forces sont mieux disposées à établir un travail qui doit amener la solution d'une ancienne maladie. La perspective d'une douce température devant se prolonger longtemps, doit surtout déterminer le choix du printemps chez certains malades qui auraient à redouter, en automne, l'influence prochaine du froid de l'hiver; c'est alors que les ressources de l'hygiène, si puissantes dans le traitement des maladies chroniques, exercent l'influence la plus avantageuse.

Précautions à prendre avant l'usage des eaux minérales.

Comme rien n'est indifférent dans la thérapeutique des eaux minérales, il est nécessaire que les malades n'en fassent usage que d'après l'avis d'un médecin instruit, qui en a fait longtemps l'objet de ses études, et qui, selon l'état du malade, la force du tempérament et d'autres circonstances analogues, en prescrira la qualité et la quantité.

L'homme de l'art véritablement ami de l'humanité ne doit jamais attendre que le malade soit dans un état désespéré pour l'envoyer aux eaux comme à son dernier refuge ; malheureusement, aux yeux de certains médecins les eaux ne sont que la dernière ressource que l'on emploie contre les maladies : il n'ont recours à ce moyen que lorsque le mal trop enraciné est devenu insensible à tout remède. Voilà sans doute la raison du peu de crédit que les eaux minérales ont acquis jusqu'ici. Tout le monde néanmoins devrait être également pénétré de cette vérité : *qu'un remède n'est efficace qu'autant qu'il est opportun.*

Il serait bien utile que chaque médecin donnât à tous les malades qu'il envoie aux établissemens thermaux un bulletin exact et détaillé de leurs maladies et des moyens mis en usage déjà contre elles; alors le médecin-inspecteur pourra diriger plus facilement et avec plus d'espoir de succès l'emploi des eaux, et donner les instructions nécessaires pour combattre ces maladies.

Les purgatifs semblent, aux yeux du public, devoir précéder nécessairement l'usage des eaux minérales. On sent combien il serait ridicule et dangereux de regarder ce moyen comme indispensable. C'est avec raison que Hoffmann se récrie contre cet abus, blâmant surtout l'emploi de purgatifs énergiques, dont les effets trop violens rendent l'estomac impropre à recevoir les impressions heureuses des eaux. Il n'est pas douteux cependant que, lorsque le délabrement du système digestif a amené des embarras gastriques ou intestinaux, on ne doive recourir à quelques doux purgatifs. Dans ce cas, les purgatifs que l'on emploie avec le plus d'avantage sont les sels neutres ajoutés à l'eau minérale elle-même, tels que le sulfate de magnésie, de potasse, de soude, à la dose de 16 à 32 grammes; mais dans ces différentes circonstances, nous ne saurions trop le répéter, le malade ne doit jamais être l'arbitre de sa conduite. Nous pourrions citer une infinité d'exemples de personnes qui ont aggravé plus ou moins leur position par des purgatifs pris mal à propos, sans l'avis d'un médecin.

La saignée, quoique le plus souvent contre-indiquée par le caractère asthénique de la maladie, peut être utile pour les personnes pléthoriques, pour celles chez lesquelles il y a suppression du flux menstruel ou hémorroïdal, ou bien encore pour celles qui, dès longtemps, ont contracté l'habitude de la saignée.

Les personnes trop fatiguées par le voyage se reposeront pendant deux ou trois jours avant que de commencer l'usage des eaux.

Précautions ou régime à suivre pendant l'usage des eaux.

Si, dans toutes les circonstances de la vie, le régime a de l'influence sur la santé de l'homme, on conviendra sans peine que cette influence est bien plus marquée dans le traitement d'une maladie. Personne n'ignore que c'est à l'aide du régime que l'on parvient souvent à guérir les maladies les plus rebelles, et les eaux minérales n'ont aucune puissance si l'on n'observe pas en même temps les règles que prescrit l'hygiène.

Parmi les malades qui se rendent aux établissement thermaux, il s'en trouve un grand nombre qui pensent que puisqu'on leur a ordonné l'usage d'une eau minérale, il n'y a qu'à boire et que tout ira bien. Ils n'ont pas besoin d'un homme de l'art pour les guider dans la quantité de la boisson, des alimens, dans l'usage des bains, dans l'exercice, etc., ou bien ils s'en rapportent aux différens donneurs d'avis que l'on rencontre toujours et partout. Ils ignorent que la nature de la maladie, son intensité, ses périodes, sa marche, sa durée, ses terminaisons, ses causes, la constitution du sujet, l'âge, le sexe, les forces, les habitudes, les goûts, les répugnances, etc., sont autant de circonstances qui doivent être prises en considération, et que ce n'est que par une harmonie parfaite dans tous ces élémens qu'on retire de l'usage des eaux minérales tous les succès qu'on a lieu d'en attendre.

La nature de ce travail ne nous permet pas de donner à chacun de ces points le développement dont il est susceptible: nous nous bornerons à tracer quelques préceptes généraux qui doivent servir de base de conduite aux personnes qui fréquentent nos thermes.

1° Le malade qui fait usage des eaux minérales doit rechercher un air pur, faire renouveler souvent celui de l'appartement qu'il occupe, ne s'exposer ni aux ardeurs trop fortes du soleil ni au serein.

2° Il doit régler ses repas, ne faire usage que de viandes tendres, rôties, grillées ou bouillies, de bons légumes cuits au gras, de fruits bien mûrs; il bannira de sa table les viandes noires salées, les ragoûts, les pâtisseries, les mets de hauts goûts : il fera usage de vin de bonne qualité, mais en quantité modérée. L'expérience nous a appris qu'il peut être quelquefois fort utile de mêler cette boisson avec une certaine quantité d'eau minérale ferrugineuse; le buveur d'eau doit s'abstenir de liqueurs alcooliques, le café cependant peut être permis aux personnes qui en ont contracté l'habitude; il en est de même du chocolat, qui compose le déjeûner de beaucoup de malades.

S'il est vrai de dire qu'il est impossible d'établir des règles fixes et absolues pour la qualité et la quantité des alimens à prendre, parce que ceux qui font mal aux uns n'incommodent pas les autres, il n'est pas moins incontestable que l'excès dans la quantité est nuisible pour tous, et que la tempérance est toujours de toute rigueur. Le repas du soir doit toujours être fort léger: il doit consister en légumes, en potages, en œufs frais ou en quelque compote de fruits, afin que l'estomac se trouvant plus libre, soit mieux disposé le lendemain aux effets des eaux.

3° Il est essentiel de se bien couvrir le corps et de le garantir de la fraîcheur du matin et du soir, en portant sur la peau des gilets, des caleçons, des camisolles de flanelle; les vêtemens ont une très-grande influence sur la santé de l'homme, c'est ce qui faisait dire à Sydenham : « Que la mode « de changer d'habits, suivant les saisons, avait tué « plus de monde que la poudre à canon. »

4° On peut considérer comme une condition indispensable au rétablissement de la santé, de

prendre chaque jour quelques heures d'exercice
en plein air; la promenade, l'équitation, ne peuvent produire que des effets fort avantageux : ils
favorisent le développement des forces, donnent
de l'élan aux actions des organes, dissipent les
sinistres fantômes qui obsèdent trop souvent l'i-
magination du malade, chassent le chagrin, les
soucis, et mettent tout l'individu dans une sorte
de bien-être qui porte à la bonne humeur, à la
gaîté. Cambo offre sur ce point mille ressources :
les sites piquans et pittoresques y sont multipliés,
une nature agréable et variée s'offre partout aux
yeux du malade, partout il se trouve environné
d'un air pur et vivifiant; mais ici, comme partout
ailleurs, le bien résulte d'une sage mesure. Les
malades doivent éviter les exercices violens et fa-
tigans; ils doivent régler leurs courses sur leurs
forces et leur susceptibilité nerveuse. Galien veut
que l'exercice n'aille que jusqu'à légère fatigue ;
plus loin, le but est dépassé, partant manqué.

HYGIÈNE DU BUVEUR D'EAU.

L'on conçoit sans peine que le genre de maladie, l'âge, le sexe, la force, l'habitude et d'autres
circonstances encore doivent apporter des modifications dans l'usage des eaux minérales. Ces difficultés ne peuvent être levées que par le médecin

qui doit en surveiller l'usage ; aussi les malades ne sauraient, sans compromettre leur santé, commencer l'usage des eaux avant d'avoir reçu du médecin inspecteur les instructions qu'il doit dans l'intérêt de la santé publique (1). Nous n'exposerons donc ici que ce qui est commun à tous les buveurs.

C'est à la pointe du jour, à la faveur des belles matinées que l'on va boire à jeun les eaux à la source même, si le mauvais temps ou la maladie ne forcent à les prendre chez soi. Il y aurait une exception à faire pour les personnes affectées de catharre chronique ou menacées d'affection tuberculeuse du poumon ; il conviendrait qu'elles attendissent l'heure où les rayons du soleil auraient fait disparaître la fraîcheur de l'atmosphère. On prend les eaux par verres de 120 à 150 grammes ; le nombre des verres va chaque jour en augmentant jusqu'à la quantité que l'on peut supporter sans s'incommoder, et décroît ensuite dans la même proportion. Il convient toujours de commencer par une petite dose, cela doit être subordonné à

(1) Les médecins inspecteurs des eaux minérales sont tenus de veiller à ce que les sources minérales et les établissemens sanitaires soumis à leur inspection soient en bon état ; ils font leur observation aux propriétaires des eaux, et rendent compte au gouvernement des réparations ou améliorations à faire ; ils reçoivent les malades, les admettent aux eaux et donnent gratuitement leurs ordres aux employés au service des fontaines, afin que les malades soient traités selon que l'exigent l'état de leur santé et l'ordre des établissemens. Tous autres conseils , avis et soins ne sont d'obligation qu'à l'égard des indigens auxquels les médecins inspecteurs des eaux donnent leurs soins *gratis*.
(*Ordonnance royale du* 18 *juin* 1823*, art.* 4*,* 5*,* 6 *et* 11*.*)

la nature de la maladie et à la constitution du malade, à son âge, à son sexe, etc. On laisse entre chaque dose un certain intervalle que l'on consacre à un exercice modéré, à moins que le malade ne s'aperçoive que les eaux passent mieux lorsqu'il se tient en repos soit dans son lit, soit plongé dans un bain; de ces diverses manières également bonnes, il choisit celle qui lui offre le plus d'avantage. La meilleure règle à suivre pour l'intervalle à conserver entre chaque dose, est, sans contredit, de ne prendre un second verre qu'autant qu'on se sent l'estomac libre; en général on peut dire que l'eau passe bien lorsqu'elle ne pèse pas sur l'estomac, qu'elle ne cause ni pesanteur, ni envie de vomir, ni gêne, ni douleur de tête. C'est à tort que des malades s'imaginent que les eaux ne passent pas lorsqu'ils n'urinent pas peu d'instans après les premières doses : on ne les rend quelquefois que plusieurs heures après les avoir prises.

S'il est des cas où l'on puisse user en même temps avec avantage de l'eau sulfureuse et de l'eau ferrugineuse, il en est d'autres où ce double emploi ne pourrait être que nuisible ; et nous ne saurions assez nous élever contre le préjugé accrédité dans notre établissement, où l'on voit presque généralement les malades faire usage en même temps de ces deux epèces d'eau, sans l'avis du médecin.

On doit prendre les eaux minérales assez tôt

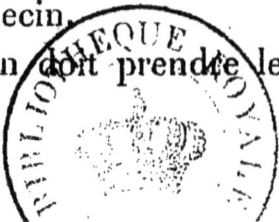

pour qu'elles soient passées quand l'heure du déjeûner arrive.

Il ne faut manger que lorsque l'on sent l'estomac entièrement libre, et que le besoin de prendre quelque aliment se fait sentir.

Il est des malades qui vont boire encore dans
l'après-midi. Nous pensons qu'on peut en général
prendre quelques verres d'eau ferrugineuse sans
inconvénient les après-midi; mais, pour cette
heure-là, nous croyons proscrire entièrement l'u-
sage de l'eau sulfureuse : elle occasionne alors
une véritable perturbation dans les fonctions digestives, soit parce que l'estomac ne se trouve
point dans un état de vacuité assez complète, soit
parce que la chaleur de l'atmosphère ayant déjà
pénétré le corps, cette espèce de boisson surexcite
trop les organes.

Parmi les malades qui se rendent aux eaux, il s'en
trouve souvent qui, dans l'intention de hâter leur
guérison, ou dans l'espoir de pouvoir regagner
plus promptement leurs foyers, en prennent de
grandes doses dès les premiers jours de leur arrivée : plusieurs accidens peuvent être la suite
d'une conduite si inconsidérée. La raison comme
la prudence réprouve justement ces moyens per-
turbateurs, où l'on joue *quitte* ou *double*; c'est en
imprimant aux organes de petites secousses fréquemment réitérées, que l'on obtient de l'usage
des eaux les guérisons les plus sûres et les plus
parfaites.

Si l'usage des eaux, quoique modéré, fatigue certaines personnes, comme cela peut arriver, ce n'est pas toujours une raison pour qu'on doive y renoncer; il suffit le plus souvent alors de se reposer quelques jours et de les continuer ensuite avec des interruptions sagement ménagées.

L'usage des eaux minérales n'exclut pas l'association d'autres remèdes : leur action a besoin d'être aidée dans certaines maladies et affaiblie dans d'autres. C'est d'après ce principe que Bordeu, pour des maladies scrophuleuses, joignait les frictions mercurielles à l'usage des eaux, et que nous-mêmes nous avons employé avec succès la tisane de houblon avec le sirop de Portal dans les affections de même nature. — Hoffmann, dans certains cas, coupait avec du lait les eaux qu'il faisait prendre à ses malades : l'eau d'orge, l'eau de gomme, l'eau de poulet, sont aussi des modificatifs auxquels peuvent recourir les personnes d'une constitution nerveuse, irritable, qui auraient à redouter l'action trop énergique des eaux minérales.

Les personnes qui se rendent aux établissemens thermaux ne sont pas à l'abri des accidens qui viennent déranger leur santé dans les autres positions de la vie, ou compliquer la maladie dont elles sont déjà atteintes. On sent que nous ne pouvons ici nous occuper de ces divers cas. Le malade doit alors régler sa conduite sur l'avis du médecin à qui il a donné sa confiance, mais il est des accidens qui proviennent de l'usage même des eaux. Leur nombre est très-varié : je ne m'attacherai qu'aux principaux.

La fièvre est en première ligne : Bordeu et d'autres praticiens après lui ont regardé comme un heureux présage la fièvre que détermine quelquefois l'usage des eaux ; on ne peut contester qu'elle n'ait été utile dans quelques circonstances, mais un médecin prudent ne saurait jamais la voir d'un œil tranquille, dans les cas surtout où il existerait quelque phlegmasie latente ou quelque altération organique des tissus. Nous pensons donc qu'il n'est pas inutile de la surveiller : il suffit presque toujours, dans ces cas, d'interrompre l'usage des eaux pendant quelques jours, de prendre du repos et de s'imposer une diète plus ou moins sévère.

La diarrhée est encore un accident qu'on voit survenir pendant l'emploi des eaux sulfureuses. Il est utile dans ce cas de modifier leur action en les coupant avec du lait, de l'eau d'orge, de poulet, etc. ; de diminuer la dose et de discontinuer même entièrement, si la diarrhée devenait opiniâtre : il en serait de même s'il survenait des maux de tête, des insomnies, des coliques, etc. — La constipation n'est pas rare chez les personnes qui font usage des eaux ferrugineuses ; il faut encore ici modifier leur effet de la même manière, et si ce moyen n'était pas suffisant, on aurait recours à quelque gramme de sel neutre.

De tous les liquides employés pour modifier l'action trop excitante des eaux sulfureuses, celui qui nous paraît devoir être préféré est, sans contredit, le lait de vache ou d'ânesse; ce mélange convient essentiellement aux sujets délicats et irritables, et principalement aux personnes atteintes de diverses affections de poitrine et de voies digestives.

L'efficacité de cette union d'eau minérale sulfureuse et du lait est tellement reconnue par les habitans du pays, que tous en font usage de leur propre mouvement dans les cas de rhumes un peu anciens : c'est par cette pratique qu'ils font disparaître leurs catharres.

Lorsque les circonstances exigent l'emploi de l'hydrogale sulfureuse, il est important de ne pas employer pour faire ce mélange du lait à une température plus basse que celle de l'eau; il n'est pas moins nécessaire d'éviter de faire bouillir le lait : l'ébullition détruit sa partie la plus agréable. Nous nous empressons de dire qu'il est des tempéramens à qui ce mélange, quelque efficace que nous le supposions, ne peut nullement convenir; pour ceux-là, le lait doit être remplacé par quelque autre liquide approprié.

Quelques personnes ne peuvent point digérer les eaux ferrugineuses : elles leur occasionnent des renvois, des pesanteurs d'estomac, des maux de tête; un sirop acide de framboises, de groseille, etc., modifie avantageusement leur action.

Par ce mélange on en fait une boisson fort agréable, qui peut être digérée par les estomacs les plus faibles.

Plusieurs malades sont dans l'habitude de demander pendant combien de temps ils doivent faire usage des eaux. L'on conçoit sans peine qu'il est impossible de répondre à cette question d'une manière absolue. L'âge, le sexe, le tempérament, la maladie, l'état actuel du malade, l'action plus ou moins prompte des eaux sur certains sujets, sont des règles que l'on doit consulter là-dessus. On voit souvent des malades quitter les lieux où ils allaient chercher leur guérison parce qu'ils n'auront pas éprouvé, dès les premiers jours, les effets salutaires des eaux ; ils se persuadent qu'en quinze jours, trois semaines ou un mois tout au plus de leur usage, ils doivent être guéris ou soulagés; sinon, que les eaux ne leur font rien et ne leur conviennent pas. Y a-t-il de la justice à vouloir exiger que les eaux, quelque efficaces et énergiques qu'elles soient, puissent opérer, surtout dans les maladies chroniques et rebelles, ce que les remèdes les mieux indiqués et les mieux administrés n'ont pu opérer pendant des années?.. tant il est vrai de dire que l'envie de guérir ne connaît point de bornes.

TRANSPORT DES EAUX MINÉRALES.

———

Précautions à prendre pour les mettre en bouteilles,
pour les transporter et pour en user chez soi.

Il se trouve chaque année bon nombre de
malades qui, pour divers motifs, ne peuvent point
se rendre sur les lieux pour faire usage des eaux
minérales, quoique leur état exige impérieuse-
ment l'emploi de ce remède; il en est d'autres
encore qui, après en avoir usé à la source, désirent en continuer l'usage chez eux; nous croyons
utile d'exposer ici en peu de mots quelles sont
les précautions nécessaires, tant pour le transport des eaux que pour en user chez soi.

1º On ne doit transporter les eaux minérales
que dans des vaisseaux de verre qui n'ont jamais
servi, ou bien qui n'ont été employés qu'à cet
usage ou du moins parfaitement rincés avec l'eau
minérale et à différentes reprises.

2º L'on trempera les vaisseaux dans l'eau minérale avant de les remplir, on les lavera avec la-
dite eau, on les bouchera immédiatement avec des
bouchons neufs et les moins poreux qu'il sera
possible, on les coiffera avec de la bonne cire et
on apposera le cachet de l'établissement.

3° Il serait à désirer qu'on ne puisât de l'eau minérale qu'avec la fraîcheur de la matinée : on devrait aussi faire en sorte que, dans le transport, elles ne fussent point exposées à la chaleur du milieu du jour, et principalement en été.

4° On emploiera de petites bouteilles de préférence aux grandes; on ne se servira même que de vaisseaux contenant juste la dose qui doit être employée, car la bouteille une fois débouchée, les eaux commencent à se décomposer, et pour peu que l'on mette d'intervalle entre chaque verre, le dernier se décompose et n'a plus que peu ou point de propriété. On aura soin de tenir les vaisseaux dans un endroit frais et obscur. — On ne fera point chauffer ces eaux pour les prendre de peur qu'elles ne perdent leurs parties volatiles, à moins qu'on n'y soit forcé par l'état de l'estomac ou de la poitrine, ou par quelqu'autre circonstance; mais dans ces cas il faut les faire tiédir avec beaucoup de ménagement, en mettant au bain-marie les bouteilles non débouchées qui les renferment. L'usage qu'on a de mettre ces eaux au bain-marie dans des verres est mauvais, puisqu'avant qu'elles soient tièdes elles ont perdu presque toute leur vertu.

Nous ne saurions trop nous élever contre l'usage de transporter les eaux minérales dans les barils. Mais si, contre notre avis, ce mode était parfois mis en usage, on aura du moins la scrupuleuse attention de bien échauder ceux qui seront neufs et n'auront pas encore servi, de les rincer à plusieurs reprises avec de l'eau minérale, d'y laisser même séjourner celle-ci pendant longtemps, jusqu'à ce que l'eau en sorte sans aucune nuance de couleur; alors le baril sera rempli, et la bonde fermée et cachetée comme il a été dit plus haut.

La nature de cet ouvrage, l'esprit qui a présidé à sa rédaction, me donnent le droit d'espérer, si j'ai su nettement exprimer mes idées, que les personnes qui voudront bien me lire ne verront dans mon travail que le résultat d'une scrupuleuse observation. Omettant tout ce qui ne m'était point parfaitement connu, guidé sans prévention d'aucune sorte, je n'ai exposé dans cet écrit que des faits bien avérés et connus dans leurs plus petits détails. Quelques-uns m'ont été communiqués, j'aime à le dire, par mon ami le docteur Franchistéguy qui, dans sa nombreuse clientelle à Bayonne, s'applaudit souvent de l'emploi de nos thermes. Je me crois ainsi autorisé à considérer les eaux minérales de Cambo comme pouvant rendre de notables services, en prenant rang parmi les moyens que l'art de guérir met en usage contre les misères qui affligent l'espèce humaine. — Toutefois loin de ma pensée, en spécifiant les cas nombreux où ces eaux ont une utilité incon-

testable, de les proclamer comme moyen infail-
lible contre toutes les affections qui réclament
leur administration. L'expérience n'apprend que
trop souvent qu'il en est beaucoup qui résistent
à leur action, et pour lesquelles ces eaux ne sont
que des moyens palliatifs. Et parmi les maux qui
désolent notre existence, combien n'y en a-t-il
pas qui sont au-dessus des plus puissans remèdes!

Telles sont, sur les eaux minérales de Cambo,
les réflexions qui m'ont été suggérées par une expérience de dix années, protégée et soutenue par
les conseils et les travaux de plusieurs de mes honorables confrères, et particulièrement de M. Du-
casse, ex-médecin en chef de l'hôpital militaire
de Bayonne. Je ne saurais trop non plus exprimer
toute ma gratitude à M. Salaignac, et pour son
analyse des eaux de Cambo, et pour les nombreuses expériences indiquées dans son ouvrage, expériences qui, dans l'étude de nos eaux, m'ont été
d'un grand secours.

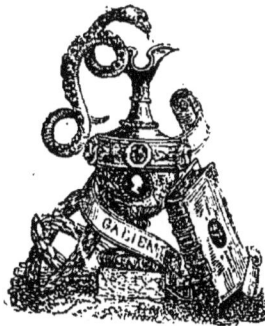

RÈGLEMENT ET TARIF

DE L'ÉTABLISSEMENT THERMAL

DE CAMBO.

⸺⸺

Nous, Maître des requêtes, Préfet du département des Basses-Pyrénées, officier de la Légion-d'Honneur, commandeur de l'ordre royal espagnol de Charles III ;

Vu l'article 8 de l'ordonnance royale du 18 juin 1823 et les anciens règlemens ;

Le médecin inspecteur et le Sous-Préfet de l'arrondissement entendus ;

ARRÊTONS les tarif et règlement suivans pour les bains et douches de l'établissement thermal de Cambo.

Paragraphe premier.

RÈGLEMENT.

ARTICLE PREMIER.

Le service des bains et douches est confié :

1° A un médecin inspecteur nommé par le ministre du commerce ;

2° A l'adjudicataire remplissant les fonctions de régisseur ;

3° A quatre domestiques des deux sexes, sous la dépendance de l'inspecteur et de l'adjudicataire.

M. le maire ou son délégué exerce la surveillance qui concerne les individus, sous le rapport du bon ordre et de la tranquillité.

ART. II.

L'établissement pourvoit sur ses revenus au traitement de l'inspecteur et au salaire des baigneurs et baigneuses.

ART. III.

L'inspecteur sera tenu à se rendre tous les jours à l'établissement, depuis le 1ᵉʳ mai jusqu'à la fin de novembre; les autres baigneurs et baigneuses s'y rendront aussi à la même époque.

ART. IV.

Les fonctions de l'inspecteur ont pour objet tout ce qui, dans l'établissement, importe à la santé publique.

En conséquence, il fait au maire de la commune et au fermier des sources et bains les propositions qu'il juge nécessaire : il porte au besoin sa plainte à l'autorité supérieure, et est tenu de signaler les abus venus à sa connaissance.

Il veille particulièrement à la conservation des sources, à leur amélioration et à ce que les eaux ne puissent être altérées. Si elles l'étaient, il prend ou requiert de prendre les précautions nécessaires pour qu'elles ne soient pas livrées au public, et provoque, s'il y a lieu, telles poursuites que de droit.

Il veille à ce que les baigneurs et baigneuses fassent le service avec le plus grand soin, à ce que le fermier remplisse exactement les fonctions de régisseur et observe strictement les clauses et conditions qui lui sont imposées dans le cahier des charges de la ferme.

Il surveille la distribution des eaux et l'usage qui en est fait par les malades.

Il leur désigne les bains et douches et en assigne les heures, en se conformant, pour la priorité, à l'ordre des inscriptions.

Il soigne gratuitement les indigens.

Il est tenu de faire, à la fin de chaque année, un rapport sur la manière dont le service s'exécute et sur les améliorations dont l'expérience peut faire apprécier l'utilité.

Conformément aux instructions ministérielles, il lui est imposé l'obligation stricte d'adresser à l'Académie Royale de Médecine un tableau indiquant le nombre de malades qui, dans l'année, ont fréquenté l'établissement, leur genre de maladie et le résultat obtenu par l'usage des eaux.

ART. V.

Tout malade nouvellement arrivé, après avoir fait connaître au médecin inspecteur le bain ou la douche dont il désire faire usage, est inscrit, par le régisseur, sur un registre public qui peut être vérifié par le maire ou son délégué.

ART. VI.

Pour garantir l'effet de l'inscription, le médecin inspecteur signe et donne à chaque malade une carte énonçant le nom du malade ainsi que l'heure et le cabinet de son bain.

ART. VII.

Pendant les heures vacantes, le régisseur peut mettre un bain à la disposition du malade qui le demande par la voie de l'inscription.

ART. VIII.

Dès que une ou plusieurs heures de bains ou douches deviennent libres, le régisseur en prévient le médecin inspecteur, afin qu'il puisse en disposer en faveur de ceux qui, les premiers, les ont sollicitées sur le registre d'inscription.

Chaque inscription non utilisée perd son rang.

ART. IX.

Pour connaître le mouvement journalier de l'établissement, et quelles sont les heures occupées ou libres, le registre d'inscription porte un état de situation indiquant le nom des malades et le numéro d'ordre.

8

ART. X.

MM. les étrangers doivent observer la plus grande ponctualité à se rendre au bain ou douche à l'heure qui leur est donnée ; ils se règlent sur l'horloge de l'établissement, l'heure sonnée leur compte, absens ou présens.

Pour mieux leur garantir cette exactitude, cette heure leur sera rappelée un quart d'heure à l'avance au moyen d'une cloche placée à l'extérieur du bâtiment.

ART. XI.

Toute personne qu'un cas de maladie, d'absence ou toute autre cause mettra dans la nécessité d'interrompre ses bains, en préviendra la veille le médecin inspecteur qui les utilisera s'il y a lieu pendant la durée de l'absence

ART. XII.

La durée de chaque bain est d'une heure, y compris les momens d'entrée et de sortie.

La durée de chaque douche est d'un quart d'heure.

On a un autre quart d'heure pour se dévêtir et revêtir.

ART. XIII.

Le régisseur dirige les baigneurs et baigneuses : il fait exécuter les répartitions d'heures, il veille à la propreté de l'établissement et suit tout le mouvement du service ; le tout sous les ordres de l'inspecteur.

ART. XIV.

Les baigneurs et baigneuses font le service intérieur et extérieur des bains et douches qu'ils tiendront constamment dans la plus grande propreté.

Ils sont responsables de tous les objets mobiliers existant dans chaque cabinet.

Ils sont pareillement responsables de toutes les dégradations provenant de leur fait ou de leur négligence.

Ils se conformeront strictement, pour la distribution des bains et des heures, aux indications données par l'inspecteur, conformément au huitième paragraphe de l'article IV.

Il leur est expressément défendu de distribuer aucun bain sans cette indication, sous peine d'être renvoyés.

Ils allumeront les chauffoirs et les entretiendront de manière à ce que le linge soit toujours bien chaud.

Les baigneurs sont enfin tenus de faire leur service envers tous les malades, avec exactitude et tout l'égard qui leur est dû.

Il leur est expressément défendu, sous peine d'être renvoyés, d'employer les baignoires, dans quelque saison de l'année que ce soit, à d'autres usages qu'à celui des bains.

ART. XV.

Indépendamment des conditions imposées au fermier par le cahier des charges et le procès-verbal d'adjudication, il est obligé de tenir en bon état et dans la plus grande propreté les places et les promenades dépendant de l'établissement.

Il exerce également sa surveillance sur la plantation de bois qui en dépend.

ART. XVI.

La mendicité est interdite dans l'établissement.

§ II.

TARIF.

ART. XVII.

Le prix de chaque bain et douche est fixé,

SAVOIR :

Le prix de chaque bain, à 1 fr. 25 c. jusqu'à dix heures; à 1 fr. pour le reste de la journée.

Le prix de la douche est constamment 1 fr. 25 c.

Chaque personne paiera pour la buvette 10 c. par jour, à compter du jour de son inscription jusqu'à son départ.

ART. XVIII.

Les enfans au-dessous de huit ans peuvent se baigner dans la même baignoire, avec leurs parens du même sexe, sans que cette circonstance puisse élever le prix du bain.

Art. XIX.

Les habitans de la commune de Cambo, qui sont reconnus par leur médecin ou chirurgien avoir besoin des eaux, les prennent gratuitement, en se conformant en outre aux dispositions de l'article V.

Art. XX.

Il ne peut, sous aucun prétexte, être perçu de prix supérieur à ceux déterminés ci-dessus.

DISPOSITIONS GÉNÉRALES.

Art. XXI.

Indépendamment des attributions conférées au médecin inspecteur, il est investi du pouvoir de prononcer sur toutes les contestations qui s'élèveraient à l'occasion des dispositions qui précèdent, sauf en ce qui touche aux mesures d'ordre public qui restent dans les attributions du maire ou de son délégué.

Le présent règlement sera imprimé et restera constamment affiché dans les lieux les plus apparens de l'établissement.

Les fonctionnaires ci-dessus désignés en assureront l'exécution chacun en ce qui le concerne.

Le Préfet, N. Duchatel.

Approuvant les dispositions du présent règlement :

Cambo, le 14 juillet 1839.

L'Entrepreneur, Fagalde.

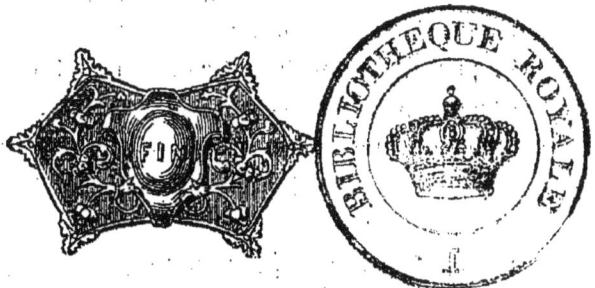